水凝胶及其软骨组织工程应用

兰伟伟 黄 棣 著

机械工业出版社

本书基于作者团队在软骨组织工程领域的长期研究积累,从水凝胶的成胶工艺和性能表征出发,聚焦水凝胶材料的创新设计与工程化应用,全面梳理了该领域的最新研究进展与技术突破。本书主要内容包括:绪论、水凝胶的成胶工艺、水凝胶性能表征、天然水凝胶在软骨组织工程中的应用、合成水凝胶在软骨组织工程中的应用和新型水凝胶在软骨组织工程中的应用。本书具有较高的实用参考价值,同时对水凝胶在软骨组织工程领域的应用具有一定的推动作用。

本书可供为从事水凝胶研制与应用的工程技术人员阅读使用,也可供从事软骨损伤修复的研究人员和相关专业在校师生参考。

图书在版编目(CIP)数据

水凝胶及其软骨组织工程应用/兰伟伟,黄棣著.
北京:机械工业出版社,2025.6. -- ISBN 978-7-111-78337-4

Ⅰ. R318.08;R681.3

中国国家版本馆 CIP 数据核字第 2025JY8003 号

机械工业出版社(北京市百万庄大街22号 邮政编码100037)
策划编辑:陈保华 责任编辑:陈保华 卜旭东
责任校对:王 延 张 征 封面设计:马精明
责任印制:刘 媛
北京富资园科技发展有限公司印刷
2025年6月第1版第1次印刷
169mm×239mm·9.75印张·198千字
标准书号:ISBN 978-7-111-78337-4
定价:78.00元

电话服务 网络服务
客服电话:010-88361066 机 工 官 网:www.cmpbook.com
　　　　　010-88379833 机 工 官 博:weibo.com/cmp1952
　　　　　010-68326294 金 书 网:www.golden-book.com
封底无防伪标均为盗版 机工教育服务网:www.cmpedu.com

前言

随着生物科技和个性化医疗的不断发展,生物材料的研究受到了越来越多科研和医疗工作者的关注。人体软骨组织缺乏神经和血管,导致其受损后难以自我修复。软骨组织工程从工程学角度出发,利用细胞、支架和生长因子/药物三方面结合,制备仿生软骨支架,用于诱导修复受损软骨组织,现已经成为修复软骨损伤的核心技术。软骨组织工程的发展高度依赖先进生物材料的创新突破,水凝胶材料因其独特的模拟细胞外基质特性和可调控性能,已成为该领域重点研究方向。水凝胶的研发涉及高分子化学、材料学、生物力学和临床医学等诸多学科,因此要求相关科研人员具备充足的交叉学科背景。当前水凝胶发展势头迅猛,更新速度极快,针对软骨水凝胶的研发每年都有大量论文和专利成果产出,但系统性的学术专著仍较为匮乏,因此亟须构建系统化的知识体系,以指导科研与实际应用。

由于水凝胶种类繁多、制备表征方法多样且生物学评价体系复杂,因此需要系统地进行梳理。撰写本书的目的是让读者能够对软骨组织工程有初步的了解,熟练掌握水凝胶的制备过程和表征分析。本书总结了我们团队近年来在软骨组织工程的成果,以及其他科研人员在软骨组织工程的前沿研究进展和趋势,期望能够为读者提供一些参考。

本书首先系统地介绍了软骨生理特点和组织工程需要;接着,从水凝胶的成胶工艺和性能表征出发,详细地阐述和分析了我们团队和该领域前沿队伍将天然水凝胶、合成水凝胶和新型水凝胶应用于软骨组织工程的案例。

本书第1章由太原理工大学黄棣撰写,第2~6章由太原理工大学兰伟伟撰写。在本书的撰写过程中,吕振军、李军、柴玉威和张闯等研究生参与了书稿的整理工作,在此对他们的辛勤付出表示感谢!此外,还要感谢国家自然基金委(12202302,12272253)的资金支持!

由于作者水平有限,书中难免有不足之处,敬请读者指正。

作 者

目录

前言
第1章 绪论 ·· 1
  1.1 关节软骨 ·· 2
  1.2 水凝胶 ··· 7
  1.3 软骨组织工程 ·· 8
    1.3.1 种子细胞 ··· 9
    1.3.2 生长因子 ··· 11
    1.3.3 支架材料 ··· 12
第2章 水凝胶的成胶工艺 ·· 14
  2.1 物理成胶 ··· 14
    2.1.1 离子成胶 ··· 15
    2.1.2 氢键成胶 ··· 16
    2.1.3 结晶成胶 ··· 17
    2.1.4 静电吸附成胶 ··· 18
    2.1.5 剪切稀化/剪切增稠成胶 ·· 19
    2.1.6 温度敏感成胶 ··· 20
    2.1.7 磁性成胶 ··· 21
  2.2 化学成胶 ··· 21
    2.2.1 自由基聚合 ·· 22
    2.2.2 缩合反应 ··· 23
    2.2.3 Michael 加成反应 ·· 24
    2.2.4 光交联成胶 ·· 24
    2.2.5 酶催化交联 ·· 25
    2.2.6 Click 化学交联 ··· 26
    2.2.7 Schiff 基反应 ·· 26
第3章 水凝胶性能表征 ··· 28
  3.1 水凝胶材料选择 ·· 28
  3.2 水凝胶设计与制备 ··· 30
  3.3 水凝胶溶胀比和含水率 ··· 33

3.4 水凝胶降解性能 ……………………………………………………………… 35
3.5 水凝胶力学性能 ……………………………………………………………… 41
　　3.5.1 压缩性能 …………………………………………………………… 41
　　3.5.2 拉伸性能 …………………………………………………………… 44
　　3.5.3 剪切性能 …………………………………………………………… 45
　　3.5.4 疲劳性能 …………………………………………………………… 46
　　3.5.5 摩擦性能 …………………………………………………………… 47
3.6 水凝胶生物学评价 …………………………………………………………… 49
　　3.6.1 细胞毒性试验 ……………………………………………………… 50
　　3.6.2 溶血试验 …………………………………………………………… 53
　　3.6.3 生物诱导试验 ……………………………………………………… 54
　　3.6.4 抗菌试验 …………………………………………………………… 57
　　3.6.5 植入试验 …………………………………………………………… 59
3.7 水凝胶材料试验标准 ………………………………………………………… 61

第4章　天然水凝胶在软骨组织工程中的应用 ……………………………… 62
4.1 胶原水凝胶 …………………………………………………………………… 62
　　4.1.1 结构与交联 ………………………………………………………… 62
　　4.1.2 物理化学特性 ……………………………………………………… 65
　　4.1.3 生物学行为 ………………………………………………………… 66
　　4.1.4 软骨组织工程应用 ………………………………………………… 66
4.2 透明质酸水凝胶 ……………………………………………………………… 70
　　4.2.1 结构与交联 ………………………………………………………… 70
　　4.2.2 物理化学特性 ……………………………………………………… 72
　　4.2.3 生物学行为 ………………………………………………………… 72
　　4.2.4 软骨组织工程应用 ………………………………………………… 73
4.3 壳聚糖水凝胶 ………………………………………………………………… 75
　　4.3.1 结构与交联 ………………………………………………………… 75
　　4.3.2 物理化学特性 ……………………………………………………… 76
　　4.3.3 生物学行为 ………………………………………………………… 77
　　4.3.4 软骨组织工程应用 ………………………………………………… 77
4.4 丝素蛋白水凝胶 ……………………………………………………………… 79
　　4.4.1 结构与交联 ………………………………………………………… 79
　　4.4.2 物理化学特性 ……………………………………………………… 80
　　4.4.3 生物学行为 ………………………………………………………… 81
　　4.4.4 软骨组织工程应用 ………………………………………………… 81
4.5 藻酸盐水凝胶 ………………………………………………………………… 83
　　4.5.1 结构与交联 ………………………………………………………… 83
　　4.5.2 物理化学特性 ……………………………………………………… 84
　　4.5.3 生物学行为 ………………………………………………………… 85

4.5.4　软骨组织工程应用 ……………………………………………………… 86

第5章　合成水凝胶在软骨组织工程中的应用 …………………………………… 88
5.1　聚乙烯醇水凝胶 …………………………………………………………… 89
　　5.1.1　结构与交联 ………………………………………………………… 89
　　5.1.2　物理化学特性 ……………………………………………………… 91
　　5.1.3　生物学行为 ………………………………………………………… 91
　　5.1.4　软骨组织工程应用 ………………………………………………… 93
5.2　聚乳酸水凝胶 ……………………………………………………………… 98
　　5.2.1　结构与交联 ………………………………………………………… 98
　　5.2.2　物理化学特性 ……………………………………………………… 100
　　5.2.3　生物学行为 ………………………………………………………… 100
　　5.2.4　软骨组织工程应用 ………………………………………………… 102
5.3　聚乙二醇水凝胶 …………………………………………………………… 104
　　5.3.1　结构与交联 ………………………………………………………… 104
　　5.3.2　物理化学特性 ……………………………………………………… 105
　　5.3.3　生物学行为 ………………………………………………………… 106
　　5.3.4　软骨组织工程应用 ………………………………………………… 106
5.4　聚己内酯水凝胶 …………………………………………………………… 109
　　5.4.1　结构与交联 ………………………………………………………… 109
　　5.4.2　物理化学特性 ……………………………………………………… 110
　　5.4.3　生物学行为 ………………………………………………………… 111
　　5.4.4　软骨组织工程应用 ………………………………………………… 112
5.5　聚乳酸-羟基乙酸水凝胶 …………………………………………………… 114
　　5.5.1　结构与交联 ………………………………………………………… 114
　　5.5.2　物理化学特性 ……………………………………………………… 115
　　5.5.3　生物学行为 ………………………………………………………… 116
　　5.5.4　软骨组织工程应用 ………………………………………………… 116

第6章　新型水凝胶在软骨组织工程中的应用 …………………………………… 118
6.1　可注射水凝胶 ……………………………………………………………… 119
6.2　高强度水凝胶 ……………………………………………………………… 123
　　6.2.1　双交联网络水凝胶 ………………………………………………… 123
　　6.2.2　无机物增强水凝胶 ………………………………………………… 126
　　6.2.3　超分子水凝胶 ……………………………………………………… 128
　　6.2.4　杂化高强度水凝胶 ………………………………………………… 129
　　6.2.5　其他力学增强方式 ………………………………………………… 131
6.3　药物控释水凝胶 …………………………………………………………… 131
6.4　3D打印水凝胶 ……………………………………………………………… 136
6.5　自愈合水凝胶 ……………………………………………………………… 139

参考文献 ………………………………………………………………………………… 142

第1章

绪　论

软骨是一种柔韧的结缔组织，广泛存在于人体的多个部位，如关节端、耳朵、鼻子和气管等。软骨的主要功能是支撑周围软组织、组成骨骼的一部分，以及在关节运动中起到缓冲和润滑作用。除此之外，软骨也对骨骼的成长、发育起到了至关重要的作用。根据软骨的组成和分布特点，人体内软骨分为透明软骨、纤维软骨和弹性软骨三类。透明软骨是最常见的软骨类型，广泛存在于呼吸道、胸骨前端、肋骨和关节端，其基质由细小的胶原纤维网络构成，软骨细胞有规律地排列分布其中，具有较高的弹性和耐压缩性；纤维软骨含有较多的胶原纤维，主要存在于椎间盘、韧带和肩关节，相较于透明软骨，纤维软骨具有较高的拉伸性能；弹性软骨主要存在于耳朵、喉咙和部分呼吸道，这类软骨含有大量的弹性纤维，具有极好的形状恢复能力和柔韧性。

关节软骨作为常见的一种透明软骨，位于人体骨骼末端界面处，厚度为1~7mm。关节软骨在人体运动过程中起润滑、保护骨骼、吸收振荡和缓冲承载的作用。关节软骨的结构、成分复杂，关节软骨的主要成分见表1-1。从结构来看，关节软骨可以分为软骨浅表层、软骨中层、软骨深层、潮线和钙化软骨层，各分层中的细胞、基质的成分比例和分布均有所不同。另外，关节软骨中缺少神经和血管分布，这意味着软骨中营养物质和代谢废物的交换完全依靠细胞间质扩散过程进行，并且软骨组织内软骨细胞含量低且为终端分化细胞，这种特点使得软骨具有较低的代谢活动和有限的自我修复能力。

软骨组织工程以修复再生和替代软骨为目标，从工程角度出发，结合生理学、材料学等相关学科，制备具有仿生特点的人工软骨。基于水凝胶优良的可塑性和仿生特点，软骨组织工程中材料选取多以水凝胶为主，水凝胶赋予了功能化关节软骨制备的可能性。本书从软骨组织工程的角度出发，详细介绍软骨组织工程设计和构建，重点对水凝胶材料进行详细介绍和前沿性案例分析，旨在为软骨组织工程领域的科研工作者提供参考。

表 1-1 关节软骨的主要成分

成分类别		含量（质量分数,%）
软骨细胞		1~10
水分		70~80
胶原	Ⅱ型（Type Ⅱ）	12~14
	Ⅸ型（Type Ⅸ）	≈1
	Ⅺ型（Type Ⅺ）	≈1
蛋白聚糖	透明质酸	7~9
	其他蛋白聚糖	6~8
矿物质		<1%
基质蛋白		<4%

1.1 关节软骨

关节软骨作为骨骼末端重要的结缔组织，在人体骨骼系统中起承载、力学缓冲和吸收等功能。未成熟的软骨组织仍保留着增殖能力，分别为浅区和深区。其中，浅区软骨位于关节面上，细胞增殖能够扩大关节软骨；深区软骨的增殖为骨骼的生长发育提供软骨内化骨细胞。当骨骼发育成熟后，深层软骨就停止了软骨内成骨的进程，此时在软骨基质中的钙盐将不再被吸收，形成软骨钙化层结构。这时潮线开始出现，潮线是分隔钙化软骨和非钙化软骨的不规则的齿线。上述过程就是骨骼生长途径之一（软骨内成骨），这种成骨方式多见于人体内躯干骨的发育。因此，软骨的发育跟骨骼发育息息相关，从结构上来看，软骨和骨也是紧密相连成为一个完整的承载组织。

1. 关节生理结构

基于关节软骨的结构和组成的变化，关节软骨可以分为软骨浅表层、软骨中层、软骨深层、潮线和钙化软骨层，如图 1-1 所示。

（1）软骨浅表层　软骨浅表层是关节软骨结构中最外层的部分，这一层主要由紧密排列的胶

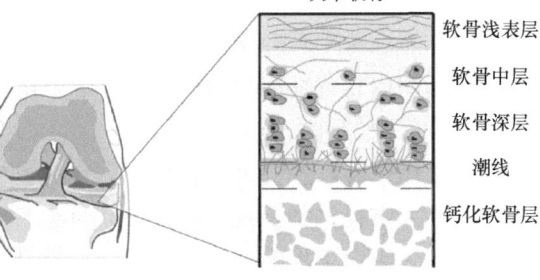

图 1-1 关节软骨分层示意图

原纤维组成，特别是Ⅱ型胶原。这些纤维主要沿着关节表面的水平方向排列。浅表层中的软骨细胞通常比较扁平，并且平行于关节表面排列。这些细胞密集，但相对数量较少。作为最外层，浅表层占据了软骨整体厚度的10%~20%。由于浅表层位于关节表面，其主要功能是减少骨骼之间的摩擦，尤其是在关节活动时。这层的紧密胶原纤维网格结构使其具有很好的耐磨性和承受表面压力的能力。浅表层的细胞参与合成透明质酸等润滑分子，有助于保持关节的润滑和实现关节的多维度顺畅运动。

（2）软骨中层　软骨中层位于关节软骨结构的中部，是浅表层和深层之间的过渡层。软骨中层含有相对较少的Ⅱ型胶原纤维和较多的蛋白多糖，如硫酸软骨素，这些成分与水分结合，形成凝胶状物质。这一层中的软骨细胞为圆形，并且以随机的方式分布。这些细胞的大小适中，数量相比浅表层有所增加。软骨中层占据了软骨总厚度的40%~60%，在软骨结构中占据主导地位。软骨中层的主要功能是帮助分散来自关节表面的压力。其胞外基质的凝胶状特性使其能够有效地吸收和分散压力。这层的结构使得它具有一定的弹性，有助于软骨恢复其原始形状。由于其独特的组成，软骨中层对压缩力具有较好的抵抗能力。

（3）软骨深层　软骨深层也称为径向层，是关节软骨结构中紧邻骨软骨界面层的部分。软骨深层含有较少的胶原纤维和较多的蛋白多糖，特别是硫酸软骨素，这些成分与水分结合形成稠密的凝胶状物质。软骨深层中的软骨细胞通常较大，垂直于关节表面排列。细胞密度相对较低，但细胞体积较大。软骨深层占据了软骨总厚度的30%左右，位于软骨中层之下。软骨深层的主要功能是承受来自关节运动的垂直压力，其结构和组成使其在抵抗压缩方面特别有效。由于细胞的垂直排列和凝胶状基质的存在，这一层增加了软骨对压力的耐受性，从而为关节提供稳定性。软骨深层作为软骨与骨骼之间的过渡区域，有助于将软骨与下方的骨骼紧密结合。

（4）潮线　潮线是关节软骨的一个重要结构特征，同时也发挥着重要的功能，位于软骨深层和钙化软骨层之间。它是一个明显的组织分界线，在组织切片中，潮线表现为一条薄蓝线，通常在染色过程中更为明显。潮线标志着未钙化的软骨（即深层）和钙化软骨（骨软骨界面层）之间的界限。潮线主要由蛋白质和糖蛋白组成，其确切的生化组成尚未完全明了。潮线作为未钙化和钙化软骨之间的分界，也是营养物质扩散的边界。它阻止了大分子和营养物质向钙化层的扩散。在生理上，潮线可能表示软骨细胞代谢状态的改变，特别是在钙化过程中。潮线有助于维持软骨与骨骼之间的结构完整性，尤其是在承受压力时。

（5）钙化软骨层　钙化软骨层是关节软骨结构中的最底层，位于软骨深层之下，直接与骨骼相接。它主要由钙化的软骨组成，这意味着它含有大量的钙盐和胶原纤维；在钙化的软骨区域，软骨细胞较为稀疏且随着软骨的钙化过程逐渐减少。这一层作为软骨与骨骼之间的过渡区域，具有从软质到硬质的渐变特性。钙化软骨层的主要功能是将软骨紧密地固定在下方的骨骼上，为软骨提供稳定的支撑基础。

这一层在软骨和骨骼之间的力量传递中起着关键作用，特别是在承受来自关节的压力时。钙化软骨层的结构和组成赋予了它良好的生物力学性能，有助于吸收冲击和分散压力。

关节软骨的分层具有特定的组成、结构和功能，无论是从细胞的数量、大小和排列方式均有所不同，且各层中的基质成分和总量也有所差异，赋予了不同分层的功能性质。这种复杂的分层结构使关节软骨能够有效地承受和分散各种力量，保护关节在日常活动中的稳定性和功能。由于关节软骨具有复杂的分层结构且其中缺少神经与血管，以及软骨细胞为终末分化细胞，所以关节软骨一旦损伤几乎很难有自我愈合的可能性。

2. 软骨损伤分级和流行病学

在1961年，Outerbridge提出了将关节软骨损伤分为四个等级的方法，这种分类后来被1998年国际软骨修复协会（The International Cartilage Repair Society，ICRS）进一步发展和完善。ICRS将软骨损伤分为5个等级：0级是指正常软骨；1级是指基本正常，表现为软骨表层的轻微损伤；2级是指轻度到中度损伤，关节裂缝延伸深度小于软骨总厚度的50%；3级是指严重损伤，关节裂缝延伸深度超过软骨厚度的50%，可能达到但不穿透钙化层；4级是指最严重的损伤，表现为深度裂缝，穿透软骨到达软骨下骨。从科研角度出发的软骨损伤类型通常简化成三个层级，分别是部分软骨损伤、全层软骨损伤和骨软骨损伤，如图1-2所示。

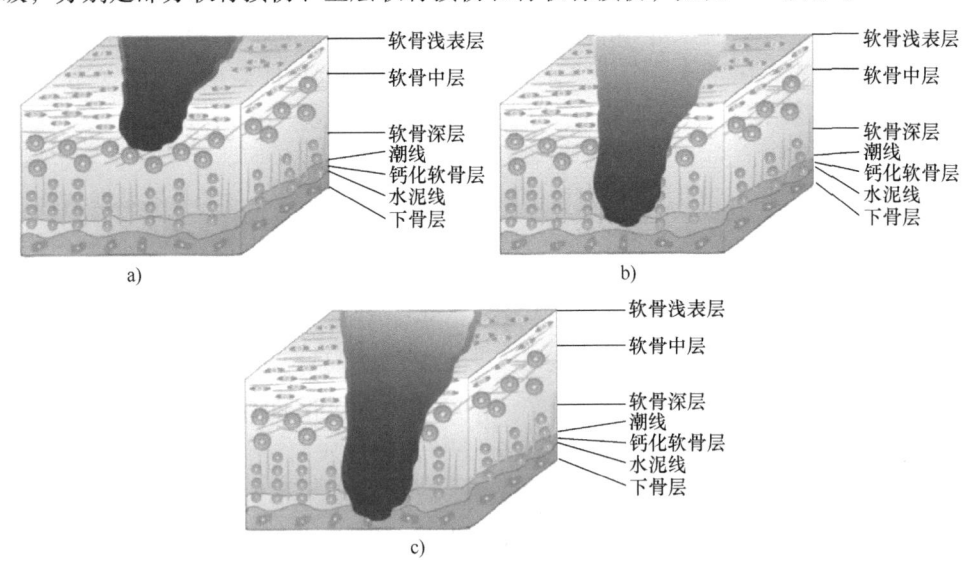

图1-2 关节软骨损伤类型示意图
a) 部分软骨损伤 b) 全层软骨损伤 c) 骨软骨损伤

随着我国老龄化进程的发展，软骨损伤这种退行性疾病发展可能会逐年严重。根据国际权威期刊 *The Lance* 子刊 *The Lancet-Rheumatology* 在2020年登载的题为

《1990—2017中国骨关节炎疾病负担变化》的文章，我国患病率、患病人数、伤残情况，从时间跨度上都有明显增加。患病人数从1990年的2610万人上升至2017年的6120万人，年龄标化患病率从1990年的2.9%上升至2017年的3.1%，每10万人骨关节炎导致的伤残损失生命年从1990年的92.5上升至2017年的98.8。女性无论是患病率还是伤残损失生命年均比男性高，并随年龄增长而上升。疾病负担在我国存在极大的地区间差异。该文章对1990—2017年我国骨性关节炎在全国区域分布进行了分析，发现我国骨关节炎整体发病率是内陆要高于沿海城市，医疗发达地区要低于医疗落后区域（广东例外）；另外，整体北方发病率要略高于南方，但南方也存在高患病区域，例如广东，这可能与当地冬季阴冷气候有一定关系。

3. 软骨损伤原因和治疗

关节软骨损伤是一个复杂的多因素问题，涉及体重、运动方式、创伤、肿瘤、遗传、环境、生活方式和化学暴露等多个方面。例如：体重过重或肥胖会增加关节承受的负担，尤其影响下肢关节，导致加速软骨磨损和退化。另外，肥胖也是诱发骨关节炎的一个重要风险因素，主要是肥胖导致长期的应力过载和可能的炎症反应均可能诱发骨性关节炎。此外，激素变化，特别是女性更年期的雌激素水平下降，对关节软骨健康有显著影响。雌激素对保持关节软骨的结构和功能至关重要。更年期雌激素水平的下降可能导致软骨细胞的活性减少和软骨基质的退化，从而增加关节退行性病变的风险。但是，关节软骨的损伤机制还不清楚，而且关节软骨自身生理环境具有复杂性和结构特殊性，这致使软骨损伤修复一直是临床较为棘手的问题。

在治疗方面，根据软骨损伤的严重程度和患者的具体情况，治疗方法可以从保守治疗（如物理理疗、关节注射和口服消炎药物）到手术治疗（如关节镜手术、骨膜移植等软骨修复手术）。在软骨损伤的早期阶段，采用各种理疗方法确实可以显著改善关节状况。这些治疗包括中医的传统方法，如针灸、艾灸、水疗，以及红外或短波热敷等非侵入性治疗。这些方法通过促进局部血液循环、减少炎症、缓解疼痛，以及增加关节的灵活性，帮助恢复关节功能。然而，作为一种非侵入性治疗，上述各种治疗办法主要用于缓解症状，并且主要还是针对早期软骨损伤更为有效，对于软骨组织的实际修复作用有限。因此，非侵入性治疗通常与其他治疗方法（如药物治疗、物理治疗或手术）结合使用。对于软骨损伤的药物治疗，常见的药物有非甾体抗炎药、镇痛药、软骨保护剂，以及注射治疗等。当上述治疗不能满足治疗需求时，那么就需要进行手术治疗。软骨损伤手术治疗对比见表1-2。

表1-2 软骨损伤手术治疗对比

类型	应用场景	优点	缺点	难易程度
关节镜清创手术	轻中度软骨损伤或关节内异物	微创，恢复快	不能修复大面积损伤	相对简单

（续）

类型	应用场景	优点	缺点	难易程度
微骨折手术（骨髓刺激手术）	小面积、浅层软骨缺损	激发自然修复，操作相对简单	修复的软骨质量可能不如原生软骨	中等
软骨移植（马赛克术）	中大面积软骨损伤	能修复较大面积损伤，恢复良好	手术较复杂，可能需要多次手术	较复杂
骨膜移植	较大面积软骨损伤	促进骨和软骨的再生	手术复杂，恢复期较长	较复杂
关节置换	严重软骨损伤或晚期骨关节炎	缓解疼痛，恢复关节功能	需要长期恢复，可能需要修复或更换假体	复杂，要求高水平的外科技术

4. 软骨组织工程

上述治疗均只能延缓软骨损伤疾病进程，并不能够逆转软骨损伤状态，因而迫切需要寻求一种新的治疗手段，从根本上促进软骨损伤的再生修复过程。软骨组织工程的发展为软骨损伤提供了新的思路。组织工程采用种子细胞、支架材料和生长因子三者相结合的方式，从工程学角度出发来解决传统医学难题，其中支架材料的研发一直是组织工程的重点关注内容，如何设计一种具有仿生软骨特点且兼具生物活性的支架材料是软骨组织工程领域的难点。常见的软骨组织工程材料按其来源可以分为天然材料和合成材料两大类。

（1）**天然材料**　常见的天然软骨修复材料有胶原、透明质酸、脱细胞基质、海藻酸钠和上述材料相关衍生物或者次级代谢产物等。这些材料因其出色的生物相容性和生物活性而广受欢迎。其中Ⅱ型胶原是软骨中最丰富的蛋白质，具有良好的细胞黏附性和生物活性，能够促进细胞增殖和分化，适合作为软骨修复的框架材料。在前期工作中，Ⅱ型胶原复合软骨水凝胶的制备已成功完成，其作为软骨修复水凝胶的潜力已得到验证。透明质酸则是一种天然的多糖，能够提供良好的细胞外基质环境，有利于软骨细胞的生存和功能维持。脱细胞化基质材料则是通过去除细胞成分，保留细胞外基质结构和组分的一种材料，它能够提供接近自然软骨组织的三维结构和生化环境，有助于新生软骨组织的形成和成熟。然而，天然材料也存在一些局限性，诸如性质不稳定、潜在的免疫原性和有限的强度，其中力学性能差是其中重大阻碍。

（2）**合成材料**　鉴于天然材料存在上述局限性，也有诸多学者关注合成材料在软骨组织工程中的应用。合成材料如聚乳酸、聚乙烯醇、聚乳酸-羟基乙酸共聚物等，因其可控的物理和化学性能、优良的强度以及可调控的生物降解性，成为软骨修复的另一种选择。这些合成材料的最大优势在于可以通过化学和物理方法精确控制其结构和性能，从而满足特定的临床需求。例如，验证了聚乙烯醇作为骨软骨修复材料的可能性，可以通过调整其自身聚合相对分子质量和交联密度来控制材料的降解速率和强度。但是，合成材料也存在降解或代谢产物的毒害作用，免疫原性及生物活性低等弊端。当前研究过程中，研究人员往往将上述来源的材料进行复合形成复合/杂化材料，以开发出既具有良好生物活性，又具有优越物理性能的软骨修复材料，满足软骨组织工程更加复杂和多样化的临床需求。

1.2 水凝胶

水凝胶的研究起源可以追溯到19世纪末到20世纪初，早期针对水凝胶的研究主要集中在表征聚合物化学和物理性能上。20世纪中叶，随着高分子化学的发展，水凝胶作为一种新型材料开始受到更多关注。其在生物医学、药物传递系统、组织工程等领域的应用是近几十年的事情，这期间许多科学家对水凝胶的应用做出了贡献。水凝胶是一种亲水性聚合物交联网络经溶胀后形成的一种材料形态，由少量亲水性大分子和大量水结合，这些亲水性大分子之间通过化学或者物理交联形成水凝胶的网络结构。软骨水凝胶具有多样化的复合特性和独特的生物相容性，已经在医学和生物材料领域取得了重大突破。这种材料不仅具有优异的弹性和可塑性，使其在模拟天然软骨组织方面显得尤为有效，而且其独特的生物活性可促进软骨细胞的黏附和增殖。由于这些特性，软骨水凝胶在解决软骨损伤和促进软骨组织再生方面提供了强有力的支持，为这一领域带来了新的治疗方法和希望。

1. 水凝胶的优点

1) 作为一种体外异体植入物，软骨水凝胶在生物相容性方面表现出色，其能够与周围组织形成良好的界面结合效果。良好的界面结合效果是评价其生物相容性最为重要的环节之一。

2) 水凝胶无论是与周围植入组织的结合强度，还是促进软骨再生方面都表现优异，同时结合自身大分子的释放或者载药/细胞因子体系在体内协同工作能够大幅促进软骨缺损的治疗。

3) 软骨水凝胶通过模拟天然软骨的微环境，为软骨细胞提供了理想的生理和生化条件。这种仿生学的特点有助于促进细胞的生长和分化，为软骨组织的再生和修复提供了良好的基础。通过复刻天然软骨内环境，软骨水凝胶能够更好地调节和引导细胞行为，推动软骨修复的进程；另外，水凝胶的可调性是软骨修复中的一项关键特点。通过调整水凝胶的组成和结构，可以实现对其性质和功能化的定制，以满足不同类型和程度的软骨缺损。这种可调性为个性化治疗提供了可能性，使得软骨修复更加精准和有效；此外，针对小面积不规则的软骨损伤，水凝胶也可设计制备成具有可注射的性质，为患者带来了更为便捷的治疗方式。相较于传统手术，注射性质减少了手术创伤，提高了治疗的便利性，使更多患者能够接受软骨修复治疗。机械支撑性能是软骨水凝胶的另一重要特征。通过调节水凝胶的交联程度能够赋予水凝胶足够的强度，使其在软骨损伤早期提供有效的力学支撑作用，并且结合自身的可降解性,在软骨修复后期随着水凝胶的降解而力学性能逐渐减弱,使两者达到同步效果。

4）软骨水凝胶的缓释性质为其应用提供了更多可能性。通过缓慢释放药物、生长因子或其他生物活性分子,软骨水凝胶可以调控修复过程,促进软骨的有序生长和发展。

2. 水凝胶的缺点

作为一种备受关注的生物材料,软骨修复水凝胶具有许多优点,但其缺点也同样不容忽视。

1）尽管水凝胶在模拟软骨的生理环境方面表现出色,但其强度通常较低。软骨是一个承受持久压力和摩擦的关键组织,因此软骨修复材料需要具备足够的强度和稳定性。

2）水凝胶通常是生物可降解的材料,这意味着它们会随着时间逐渐降解和吸收。虽然降解并不是缺点,但对于软骨修复来说,材料的过早降解可能是一个问题。软骨修复是一个长期过程,需要持久的支撑和保护。如果水凝胶过早降解,可能会导致修复失败或需要多次治疗,增加了患者的不便和成本。

3）当前水凝胶使用大多处于实验室阶段,无完全成熟水凝胶用于软骨修复。这个原因主要在于,水凝胶的成本较高且制备和生产工艺较为复杂,尤其是针对载有生物活性成分水凝胶,更是需要严格把控生产、运输和储存过程,相对于一些传统的软骨修复方法,水凝胶的制备和应用成本较高。这限制了其广泛应用,特别是在资源有限或医疗费用较高的地区。

因此,在选择水凝胶作为软骨修复材料时,需要根据患者的具体情况和损伤类型综合考虑其优缺点,以确保获得最佳的治疗效果。此外,还需要不断的研究和技术改进,以克服水凝胶的一些缺陷,提高其在软骨组织工程中的应用效果。

1.3 软骨组织工程

组织工程这一概念最初是由华人学者冯元桢提出,之后由美国的小儿外科医生约瑟夫·瓦卡恩蒂（Joseph Vacanti）和化学生物工程师罗伯特·兰格（Robert Langer）在20世纪80年代正式提出的。他们在制造人工器官和组织以解决移植器官短缺问题时,提出了组织工程的概念,并将细胞生物学、材料科学和工程技术结合起来,开创了一个全新的科学领域,旨在通过组织修复和再生来治疗各种疾病。1987年,美国国家科学院基金会在加利福尼亚州与内华达州之间的太浩湖（Lake Tahoe）举行的专家讨论会上明确了组织工程的定义。组织工程的核心思想是利用活细胞、生物材料、生物活性分子和生物力学等因素,创造出可以促进体内或体外组织再生的系统。这个领域的发展得益于细胞生物学、分子生物学、材料科学和工程技术的进步。早期的研究集中于细胞的生长和分化,以及如何利用生物兼容的材料来支持这些细胞的组织形成。随着时间的推移，组织工程学逐渐扩展到更为复杂的生物系统，包括器官的再生和修复。这一研究开创了组织工程领域，成为后续研究和应用的奠基石。组织工程的关键要素（三要素）包括种子细胞、支架材料和生长因子，它们共同作用以实现组织再生和修复，如图1-3所示。

1.3.1 种子细胞

软骨组织工程中的种子细胞选取是一项至关重要的决策，决定了修复软骨组织的成功与否。不同种子细胞类型都具有各自的优势和劣势，需要根据具体情况和治疗目标来进行选择。常见软骨组织工程的种子细胞有四种：软骨细胞、间充质干细胞（mesenchymal stem cell，MSC）、诱导多能干细胞（induced pluripotent stem cell，iPSC）和胚胎干细胞（embryonic stem cells，ESC），上述种子细胞的选取和应用见表1-3。

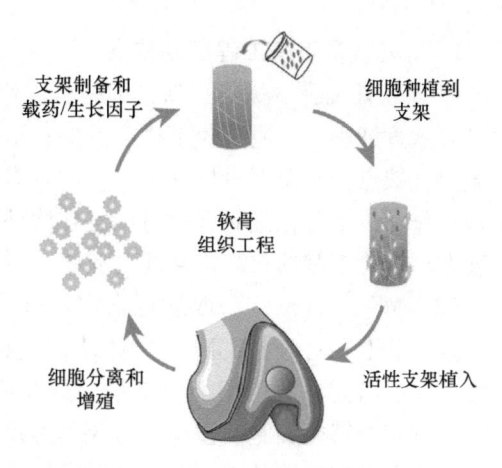

图1-3 软骨组织工程三要素示意图

表1-3 软骨组织工程种子细胞的选取和应用

细胞类型	优点	缺点	提取和培养过程
软骨细胞	直接分泌软骨基质，维持软骨特性；避免免疫排斥（使用自体细胞）；技术成熟	侵入性手术提取，对正常组织有害；增殖速度慢，可能失去原始表型；自我修复能力有限	从动物模型或人体捐献者获取软骨组织，清洗、切割，用消化酶处理，然后离心、过滤分离细胞，转移到培养皿中培养
MSC	多种获取途径，增殖速度和扩增能力高；具有向软骨细胞分化的潜能；减少免疫排斥问题	分化控制过程复杂和成本高；长期培养可能导致基因不稳定和肿瘤风险	从骨髓、脂肪组织、脐带血等多种组织中提取，注意生长因子对干细胞的诱导分化，以及维持未分化状态的挑战
iPSC	理论上有无限的细胞来源；减少伦理争议；提供个性化治疗	存在安全性和稳定性问题；重编程过程可能引入基因突变，增加肿瘤形成风险；制备和分化控制技术复杂且成本高	通过引入生长因子重编程成纤维细胞等，关注如何高效分化为软骨细胞以及维持未分化状态的技术挑战
ESC	高度多能性，无限增殖潜力；能分化成几乎所有类型的细胞，包括软骨细胞	伦理争议；免疫排斥问题；未完全分化的ESC植入体内可能形成畸胎瘤	通常从早期胚胎（如囊胚的内细胞团）中提取，关注分化控制和免疫排斥问题

1. 常见软骨组织工程细胞特点

（1）软骨细胞　优点：软骨细胞可以直接分泌软骨基质并维持软骨特性；使用自体软骨细胞可以避免免疫排斥反应；从患者自身提取和培养软骨细胞的技术相对成熟。缺点：从患者身体获取软骨细胞需要侵入性手术，对正常软骨组织会造成伤害；作为终末分化细胞，软骨细胞在体外培养时增殖速度较慢，且可能失去其原始表型；软骨细胞的自我修复能力有限，对于大面积软骨损伤的修复效果有限。

（2）MSC　优点：获取途径众多，可从骨髓、脂肪组织、脐带血等多种组织中提取，获取相对容易，MSC 在体外有较高的增殖速度和扩增能力；具有向软骨细胞分化的潜能，适用于组织工程；具有免疫调节特性，减少免疫排斥问题。缺点：控制其向特定细胞类型稳定分化的过程较为复杂，同时成本也较高；另外，体外长期培养可能导致基因不稳定和肿瘤风险。

（3）iPSC　优点：理论上能够提供无限的细胞来源；不涉及胚胎使用，减少伦理争议；可以从患者自身细胞重编程获得，提供个性化治疗方案。缺点：存在安全性和稳定性问题，iPSC 的重编程过程可能引入基因突变，增加肿瘤形成风险；iPSC 的制备和分化控制技术复杂且成本较高；另外，如何实现将 iPSC 高效分化为软骨细胞仍然是一个技术挑战。

（4）ESC　优点：高度的多能性，能够分化成几乎所有类型的细胞，包括软骨细胞；另外，ESC 具有无限的增殖潜力。缺点：使用胚胎干细胞涉及重大伦理争议；非自体来源的 ESC 可能导致免疫排斥；未完全分化的 ESC 植入体内可能形成畸胎瘤。

2. 软骨组织工程细胞获取

对于软骨组织工程中的种子细胞，关键的一点在于如何实现细胞的扩增和分化，这就涉及离体细胞的提取和培养过程。软骨细胞的分离始于 20 世纪 60 年代，早期软骨细胞分离仅仅只能实现小规模培养，主要限制在于难以提取软骨组织中的细胞，当时采用的消化酶多是胰蛋白酶和木瓜蛋白酶。Smith 在 1965 年成功利用胶原酶从软骨组织分离出大量软骨细胞，实现了软骨细胞的离体大规模培养。之后，软骨细胞分离也逐步完善。当前，软骨细胞提取过程可以简述如下：首先，从合适的动物模型（如兔子、鼠类）或人体捐献者处获得软骨组织，通常选择关节软骨，比如膝关节或髋关节的软骨。将软骨组织在无菌条件下清洗，以去除血液和其他杂质。然后，将软骨切割成小块，这有助于后续的消化步骤。使用消化酶，通常采用胰蛋白酶和 II 型胶原酶共同处理软骨组织片段。这一步骤通常在 37℃ 下进行数小时，以便充分分解细胞外基质，释放出软骨细胞。值得注意的是，一定要严格控制消化时间，时间过短可能导致细胞提取较少，过长则会导致细胞破裂，从而导致提取失败。经过消化后，使用离心和过滤技术分离出单个软骨细胞。最后，将这些细胞转移到培养皿中，使用适宜的培养基培养。在适当的条件下，这些细胞会贴附到培养皿底部并开始生长。

综上所述，无论是终末细胞还是干细胞，在体外培养、扩增过程中需要关注的重点之一就是失活和过分化的问题，针对这一个问题就需要考虑组织工程的第二大因素——生长因子。

1.3.2 生长因子

生长因子是一类特定的蛋白质，能够调节细胞行为，包括细胞增殖、分化和迁移。生长因子是一把"双刃剑"，适当的生长因子添加能够有效促进软骨再生修复，但是不合适的添加可能会抑制软骨修复，甚至会导致骨肿瘤的发生。

常用的软骨组织工程生长因子有转化生长因子 β（transforming growth factor-β，TGF-β）、骨形态发生蛋白（bone morphogenetic protein，BMP）、成纤维细胞生长因子（fibroblast growth factor，FGF）和胰岛素样生长因子（insulin like growth factor，IGF）等。作为一种多功能的细胞因子，TGF-β 能够刺激软骨细胞增殖，促进软骨基质的合成。其独特的功能在于它可以同时调节细胞生长和分化，从而在软骨形成和再生中发挥核心作用。TGF-β 对于保持软骨细胞的表型稳定性尤为重要，能够阻止软骨细胞向成骨细胞的转化，从而维持软骨的完整性。BMP 是另一类在软骨组织工程中不可或缺的生长因子，特别是 BMP-2 和 BMP-7，它们已被广泛研究并证明在软骨的形成和修复过程中发挥关键作用。BMP 通过激活特定的信号转导通路促进软骨前体细胞的分化，并且还能够刺激已分化软骨细胞的进一步成熟和软骨基质的产生。值得注意的是，BMP 在诱导软骨细胞分化的同时，还具有促进成骨作用，因此在应用中需要精确控制它们的浓度和作用时间，以避免过度骨化。FGF-2 通过激活与细胞生长和分化相关的多条信号通路，促进软骨细胞的功能。研究表明，FGF-2 不仅能促进软骨细胞的增殖，还能够增强这些细胞对其他生长因子（如 TGF-β）的响应，从而在多方面促进软骨的形成和修复。IGF 主要通过促进细胞生长和基质合成，维持软骨细胞的代谢活性。它能够增强软骨细胞对营养物质的吸收和利用，促进细胞内合成活动，从而有助于软骨基质的生成和修复。IGF 在软骨细胞的生长和代谢调节中发挥着多重作用，既能够刺激细胞增殖，又能够促进细胞分化和基质合成。

上述生长因子在实验室中研究较为深入，但是人体内相关生长因子的释放是受到时间尺度的调控，这就需要掌握在不同生理环境下生长因子的释放作用。合适浓度及合适配比的生长因子能够对软骨修复再生起到积极作用。另外，在软骨组织工程中，生长因子的递送也是一个关键挑战，需要精确控制释放速率和量，以模拟自然软骨修复过程中的生长因子浓度变化。为此，研究者们正在开发各种递送系统，包括微粒、纳米粒子、水凝胶和生物降解性支架，以实现生长因子的持续和有控制的释放。另外，尽管在实验室研究中生长因子显示出促进软骨再生的巨大潜力，但其在临床应用中仍面临挑战。例如，生长因子的高成本、潜在的副作用和长期安全性仍然是需要克服的问题。

1.3.3 支架材料

支架材料在软骨组织工程中扮演着至关重要的角色。它们提供了一个三维框架,支持种子细胞的附着和生长,并最终形成新的软骨组织。这些材料需要具备一定的生物相容性、生物降解性,以及足够的强度来支撑新生组织。选择合适的支架材料不仅取决于它们的生物学特性,还取决于目标软骨组织的特定需求。当然,支架材料的结构设计也是极为重要的,例如常见的均一化支架、双层支架、三层支架,以及利用3D打印、静电打印等技术设计制备出的一体化渐进支架。作者团队通过结合自诱导结晶、仿生矿化和逐层静电纺丝技术,制备了一种基于聚己内酯（PCL）的多层仿生骨软骨缺损修复纤维膜。具体分层如下：上层将盐酸氨基葡萄糖包裹在核壳结构 PCL 纤维膜（MGPCL）中,中层为具有串晶结构的 MGPCL 纤维膜（SKMGPCL）,下层为具有磷酸钙涂层的串晶结构的 PCL 纤维膜（MSKPCL）。图 1-4 所示为多层功能性聚己内酯纤维膜的扫描电子显微镜（SEM）照片。根据图 1-4可得出,所制备的聚己内酯仿生纤维膜呈现自上而下纤维逐渐致密的特点,符合生理骨软骨结构特点,从结构上实现了骨软骨的仿生特性。

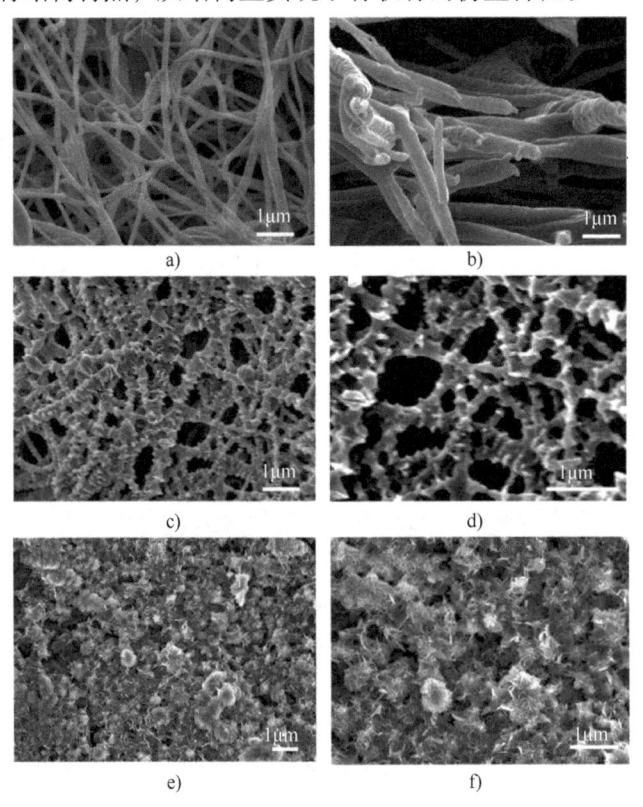

图 1-4 多层功能性聚己内酯纤维膜 SEM 照片
a)、b) MGPCL   c)、d) SKMGPCL   e)、f) MSKPCL

从支架材料来说，研究者们开始探索将天然材料与合成材料结合的复合材料。这类材料结合了两种材料的优点，如天然材料的良好生物相容性和合成材料的强度及可调控性。通过这种方式，研究者们开发出更加理想的支架材料，以更好地促进软骨再生。在支架材料的研究中，还需要考虑到生物活性因子的引入。这些生物活性因子的引入为支架材料提供了额外的功能，使得支架不仅仅是一个物理支撑，还能够积极参与到细胞的生物学过程中。尽管目前的研究已经取得了显著进展，但软骨组织工程中的支架材料仍然面临一些挑战。例如：如何确保材料的生物降解速率与新生软骨组织的生长速率相匹配，如何改善支架材料与周围组织的整合性，以及如何在保持材料力学性能的同时优化其生物功能。

为了应对这些挑战，未来的研究方向可能会集中在以下几个方面：

1）通过纳米技术和材料科学的进步，开发出具有更高精度和更多功能的支架材料。

2）深入研究细胞与支架相互作用的机制，特别是针对表界面学的研究，以便更好地设计材料的生物学属性。

3）利用组织工程和再生医学的最新进展，开发出更加高效的软骨修复策略。

第 2 章

水凝胶的成胶工艺

作为软骨组织工程三要素之一，支架材料的制备是众多研究人员关注的重点。其中，水凝胶成胶工艺更是在软骨组织工程中扮演着重要的角色。水凝胶因其极高的含水率和独特的理化性质而备受关注，其能够模拟人体软组织的天然细胞外基质，尤其是软骨中半固化的外基质。鉴于人体软骨组织的自我修复能力非常有限，尤其在退化性关节炎等疾病中，开发能够有效促进软骨再生的材料显得尤为重要。软骨水凝胶的研究不仅涉及材料科学，还涉及生物化学、药物输送和细胞工程等多个跨学科领域。

水凝胶的成胶工艺可分为物理成胶（物理交联）和化学成胶（化学交联）。物理成胶通常依赖于温度变化、静电力或物理缠结等物理因素，而化学成胶则涉及聚合物链通过化学交联反应形成稳定网络。水凝胶成胶过程决定了水凝胶的最终理化属性，这些属性也直接影响水凝胶在生物医学应用中的效能和适用性。本章通过深入探讨软骨水凝胶的成胶工艺，旨在揭示这些材料的合成机理，以及如何调整其性能，以满足特定医疗应用的需求。

2.1 物理成胶

物理成胶是一种在软骨水凝胶制备中广泛应用的关键技术。物理成胶依靠物理相互作用来构建水凝胶网络。这种方法的主要优势在于其更为温和的成胶过程，不引入潜在有害的化学交联剂。物理成胶包括离子成胶、氢键成胶、结晶成胶、静电吸附成胶、剪切稀化/剪切增稠成胶、温度敏感成胶和磁性成胶等。每种成胶方法都有其独特的特点和优势，为软骨水凝胶的制备提供了广阔的可能性。例如：离子成胶通过多价离子与聚合物链上的带电基团相互作用，形成稳定的水凝胶网络。这种方法的优势在于其可逆性和调控灵活性，但稳定性可能受到离子浓度和 pH 值的影响。氢键成胶依赖于聚合物分子间的氢键相互作用，尽管相对较弱，但在大量氢键的协同作用下可形成稳定的水凝胶。这种方法在生物相容性和可逆性方面表现出色，但可能在力学性能方面略显不足。结晶成胶和静电吸附成胶则分别利用聚合物分子链段的局部结晶和带电聚合物间的静电相互作用来形成水凝胶。此外，剪切稀化/剪切增稠成胶、温度敏感成胶提供了独特的优势，特别是在最小侵入性治疗和精确药物输送领域。磁性成胶则在远程控制和精确操作方面展现了巨大潜力。

2.1.1　离子成胶

离子成胶依靠特定离子与聚合物相互作用，形成离子桥来稳定水凝胶的网络结构。离子成胶主要涉及多价离子与聚合物链上带电基团的相互作用。例如：当含有羧基或磷酸基的聚合物溶液与多价离子（如钙离子或镁离子）混合时，这些离子会与聚合物链上的负电荷基团相结合，形成稳定的离子桥。这种交联作用导致聚合物链间距减小，从而引起凝胶化。

在软骨水凝胶的应用中，离子成胶的一个典型例子是使用含钙的海藻酸盐水凝胶。海藻酸盐是一种天然聚合物，富含羧基。当海藻酸盐溶液与钙离子源混合时，钙离子与海藻酸盐分子中的羧基反应，形成跨链结构，导致凝胶化。这种水凝胶具有优良的生物相容性和相对较高的强度，适合用作软骨缺损修复的支架。

通过电喷雾技术将海藻酸钠与黑磷纳米片结合，利用 $CaCl_2$ 与海藻酸钠交联合成了一种新型复合微球。这些微球被设计用于模仿基质囊泡在生物矿化过程中暴露于仿生矿化液时的调节功能。结果表明，黑磷纳米片促进了羟基磷灰石在微球表面的生成。活死细胞试验和细胞增殖试验显示细胞存活率超过85%。此外，创伤愈合评估显示所制备的复合微球表现出优越的迁移能力，迁移率超过50%。此外，将微球植入小鼠骨骼肌的试验表明，复合微球具有异位矿化的潜力，如图2-1所示。

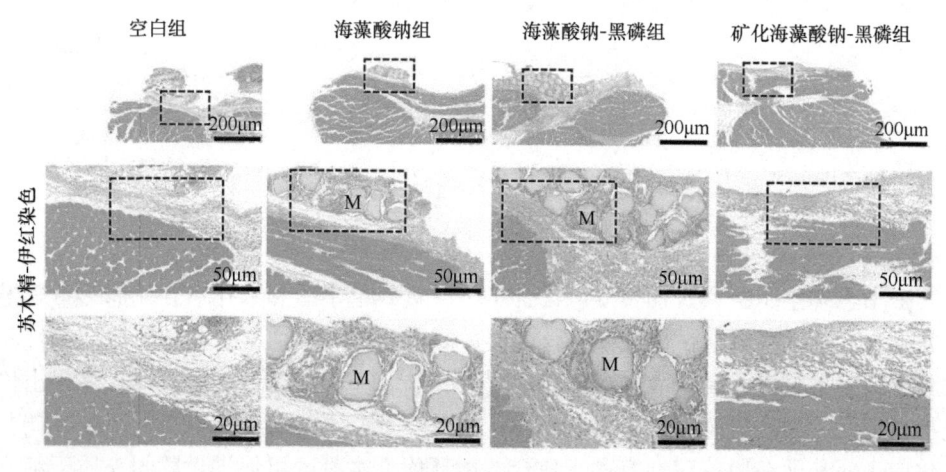

图2-1　不同海藻酸钠/黑磷纳米片微球在体异位矿化表征

离子成胶的主要优势在于其简单性、可逆性和生物相容性。这种方法可以在温和的条件下进行，不需要使用有毒的化学交联剂，因此对细胞和生物组织更为友好。此外，通过改变离子浓度和类型，可以调节水凝胶的孔隙率、强度和降解速率。然而，离子成胶也面临一些挑战，其中之一是其稳定性可能受到环境因素（如离子浓度和pH值）的影响。在体内应用中，水凝胶的稳定性需要能够抵抗生物体内的离子交换和酸碱变化。此外，调节离子成胶以达到所需的力学性能和生物学性能之间的平衡，也是一个重要的考虑因素。

2.1.2 氢键成胶

氢键成胶依赖于聚合物分子之间的氢键相互作用来形成稳定的网络结构。氢键成胶过程涉及聚合物分子中的氢原子与邻近的氧、氮或氟等原子之间的弱相互作用。这些相互作用虽然单个上较弱，但在大量存在时可形成稳定的网络。在水凝胶制备中，选择含有丰富羟基、酰胺基或其他能形成氢键的官能团的聚合物是关键。当这些聚合物在适当条件下混合时，它们可以通过氢键相互作用自发地组装成三维网络结构。

通过氢键和 Fe^{3+} 离子交联，制备了具有极好自修复、高强度的聚丙烯酸（PAA）水凝胶，该水凝胶可用于软骨组织工程。图2-2所示为该水凝胶自修复原理示意图。试验结果证实：上述水凝胶表现出良好的力学性能，拉伸强度为50kPa，拉断伸长率为750%，自修复效率为82%；生物性能良好。

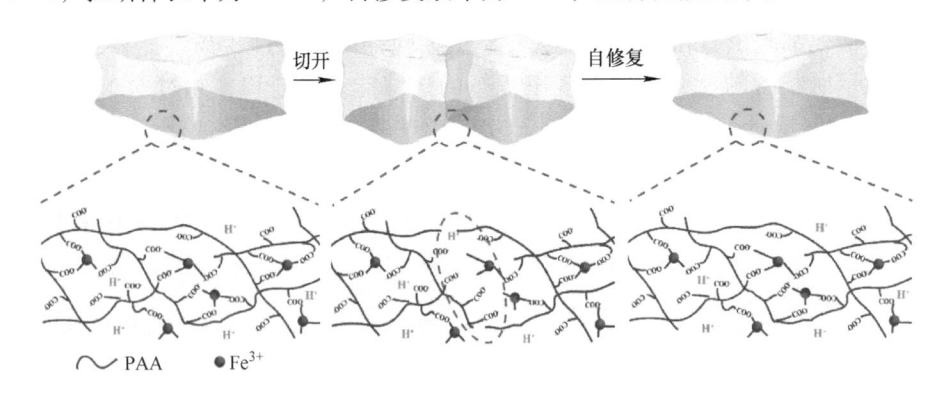

图2-2 氢键和 Fe^{3+} 离子交联聚丙烯酸水凝胶自修复示意图

陈学思院士团队通过加聚反应设计了一种负载单宁酸和卡托皂苷元的多重氢键交联软骨修复水凝胶。试验证实，该水凝胶具有超耐久的力学性能和阶段依赖性药物释放行为，可以承受28000次加载-卸载机械循环，并在体温下（30s）表现出快速形状记忆，具有进行微创手术的潜力。研究发现，水凝胶能减轻炎症反应并调节氧化应激，从而在原位建立有利于愈合的微环境。水凝胶可促进骨髓间充质干细胞的迁移。骨髓间充质干细胞迁移到水凝胶支架中，然后诱导软骨细胞生成。诱导软骨细胞分化，从而实现体内全层软骨再生。

氢键成胶的主要优势在于其成胶过程温和、可逆，并且具有良好的生物相容性，特别适用于敏感的生物医学应用，如细胞培养和组织工程。此外，氢键成胶的物理性能可以通过改变聚合物浓度、pH值或加入共溶剂等方式调节，提供了一定程度的灵活性。然而，氢键成胶也面临一些挑战。由于氢键相对较弱，这种水凝胶可能在强度方面不如化学交联的水凝胶。因此，需要精心设计聚合物配方，以确保最终产品具有足够的稳定性和适当的力学性能。此外，在生理条件下维持氢键的稳定性也是一个重要考虑因素。

2.1.3 结晶成胶

结晶成胶主要依赖于聚合物分子链段的局部结晶行为来形成稳定的网络结构。在这种方法中，聚合物链的某些部分通过物理变化而结晶，从而在水凝胶内部形成交联点，增强其机械稳定性。在结晶成胶过程中，选择的聚合物必须具有能够部分结晶的特性。这些聚合物在特定条件下，如温度变化或溶剂蒸发，会导致其分子链的一部分区域结晶。这些结晶区域在物理上连接聚合物链，形成一个三维的交联网络。结晶程度、大小和结晶区域的分布对水凝胶的性能，如弹性、强度和孔隙率具有决定性影响。

在软骨水凝胶的制备中，结晶成胶可以用于增强水凝胶的机械稳定性和耐久性。例如：聚乙烯醇（PVA）是一种常用于结晶成胶的聚合物，通过冻融循环，PVA水凝胶的部分区域可以从溶液中结晶出来，形成物理交联点。这种方法不仅增强了水凝胶的力学性能，还保持了一定的柔韧性和弹性，这对于模拟天然软骨组织特别重要。通过循环冷冻-解冻的物理交联工艺，制备了仿生软骨和骨软骨PVA基水凝胶，分别在软骨层水凝胶中添加Ⅱ型胶原，在软骨下骨层中添加双相磷酸钙和碳纳米管，来增强水凝胶的生物活性、力学性能和成骨能力。通过对水凝胶的理化性能、细胞学行为以及在体行为评估，对水凝胶进行了综合性评估，证实了所制备水凝胶能够有效具有仿生骨软骨的结构特点，并且在一定程度上促进了骨软骨的再生修复。双相PVA基水凝胶植入兔膝关节滑车区手术过程如图2-3a所示，植入4周和12周后兔膝关节植入区宏观表征如图2-3b所示。由图2-3b可以看出，相较于空白组和PVA组，双相组软骨缺损修复效果良好。

结晶成胶的主要优势在于，它能够在不使用额外化学交联剂的条件下，提供稳定的水凝胶结构，这对于确保生物相容性和细胞生长环境至关重要。此外，通过调节冷却速率、冻融循环次数以及聚合物浓度，可以精细调控水凝胶的性能。然而，结晶成胶也面临着一些挑战。首先，需要精确控制制备条件，以确保水凝胶的均一性和重复性；其次，完全依赖结晶过程的水凝胶可能在某些情况下力学性能不足。因此，在实际应用中，结晶成胶通常与其他成胶方法（如化学交联或物理缠绕）结合使用，以实现最佳的性能平衡。

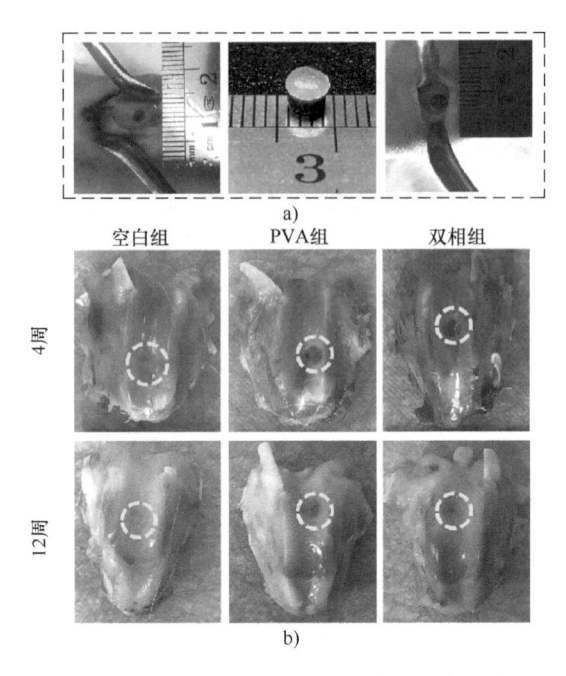

图 2-3　双相 PVA 基水凝胶在兔膝关节中的应用

a）双相 PVA 基水凝胶植入兔膝关节滑车区手术过程

b）植入 4 周和 12 周后兔膝关节植入区宏观表征

2.1.4　静电吸附成胶

静电吸附成胶依赖于聚合物分子间的静电相互作用来形成稳定的凝胶网络。当这些带电聚合物（如阳离子和阴离子聚合物）在溶液中混合时，它们之间的静电相互作用导致分子链聚集并形成网络结构。这种交联作用可以通过调整聚合物的浓度、相对分子质量、带电量及溶液的 pH 值来精确控制。

在软骨水凝胶的制备中，静电吸附成胶可以用于创建具有良好细胞黏附性和生物活性的水凝胶。例如：可将带正电的胶原与带负电的透明质酸混合，通过它们之间的静电吸附作用形成复合水凝胶。这种水凝胶不仅具有优良的生物相容性和细胞友好性，还能模拟天然软骨的化学和物理环境，从而促进软骨细胞的生长和软骨组织的再生。

静电吸附成胶的主要优势在于其成胶过程温和、可逆，并且可以通过简单调整溶液条件来精确控制水凝胶的性能。这种方法适用于制备具有特定生物功能和物理性能的定制水凝胶。然而，这种方法也面临着一些挑战，如怎样确保水凝胶的长期稳定性和均匀性等。由于静电吸附作用可能受到外部条件（如离子强度和 pH 值）的影响，因此需要仔细设计试验条件，以确保所得水凝胶满足特定应用的需求。此外，调节聚合物之间的静电相互作用，以达到理想的力学性能和生物学性能之间的平衡也是一个重要考虑因素。

2.1.5 剪切稀化/剪切增稠成胶

剪切稀化/剪切增稠成胶依赖于材料的流变学特性，在软骨组织工程和再生医学中特别有价值，因为它提供了一种在施加力时改变物理状态的方式，从而适应不同的应用需求。剪切稀化水凝胶在受到剪切力（例如搅拌或挤压）时，其黏度降低，变得更加流动。当剪切力去除后，水凝胶重新凝胶化，恢复其原始的黏稠状态。这种特性使得剪切稀化水凝胶特别适合于注射和填充复杂形状的缺损区域。相反地，剪切增稠水凝胶在施加剪切力时变得更加黏稠。这种性质使得水凝胶在施加外力时可以增加其结构的稳定性和强度，适用于需要额外机械支持的情况。

通过两种天然生物材料——丝素蛋白（SF）和胶原（Col）融入低浓度的海藻酸钠（SA）溶液中，创建了新型复合墨水。利用甲基丙烯酸缩水甘油酯（GMA）对 SF 和 Col 进行了改性，以赋予其光交联性能。将改性 SF（RSFMA）和改性 Col（ColMA）混入 SA 溶液体系中，利用 $CaCl_2$ 溶液对 SA 进行交联。试验分组如下：将 3g/100mL 的 SA 溶液与 2~6g/100mL 的 RSFMA 溶液共混，分别标记为 2SFMA/3SA、3SFMA/3SA、4SFMA/3SA、5SFMA/3SA 和 6SFMA/3SA。图 2-4 所示为不同浓度下 SA 和 RSFMA 的墨水挤出性能。对打印墨水进行紫外光固化，RSFMA 和 ColMA 墨水成功固化，证明了成功赋予了 SF 和 Col 水凝胶光固化能力。结果表明，添加 RSFMA 和 ColMA 提高了低浓度 SA 溶液的打印性，打印性参数分别从 3SA 的 0.85±0.02 增加到 5SFMA/3SA 的 0.90±0.03 和 2ColMA/5SFMA/3SA 的 0.92±0.02，打印性参数越接近于 1 代表其打印成型效果越好；压缩模量从 3SA 的 0.19MPa±0.01MPa 增加到 5SFMA/3SA 的 0.28MPa±0.01MPa 和 2ColMA/5SFMA/3SA 的 0.38MPa±0.01MPa。此外，流变测试表明，所有墨水均表现出剪切稀化特性。CCK-8 试验表明，添加 RSFMA 和 ColMA 增加了墨水系统的细胞相容性。总体而言，利用经过 SF 和 Col 改性的 SA 材料作为墨水，代表了 3D 打印墨水技术的有希望的进展。

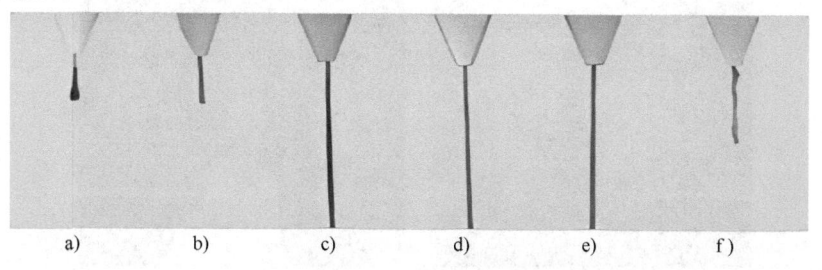

图 2-4 不同浓度下 SA 和 RSFMA 的墨水挤出性能
a）3SA　b）2SFMA/3SA　c）3SFMA/3SA　d）4SFMA/3SA
e）5SFMA/3SA　f）6SFMA/3SA

在软骨水凝胶制备中，剪切稀化水凝胶尤其有用，因为它们可以轻松注射到软骨损伤区域，然后在体内恢复到凝胶状态，为细胞提供支持结构。这对于最小侵入性治疗和精确填充软骨损伤区域至关重要。剪切稀化/剪切增稠水凝胶的主要优势是具有适应性和多功能性。这类水凝胶可以根据应用需求调节其物理状态，提供易于操作的特性及所需的结构支持。然而，这类水凝胶的挑战在于需要精确控制其流变学特性，以确保在实际应用中的有效性和一致性。对于剪切稀化水凝胶而言，关键是要在注射后快速恢复到所需的凝胶状态，同时保持足够的强度，以支持细胞生长和组织再生。

2.1.6 温度敏感成胶

温度敏感成胶利用特定材料对温度变化的敏感性来实现水凝胶的形成和稳定化。这种成胶方式经常出现在微创软骨修复领域，为个性化医疗的建立提供了材料支持。温度敏感水凝胶通常由聚合物组成，这些聚合物在特定温度下表现出独特的物理变化。这种现象主要是由于聚合物链在不同温度下的溶解性和相互作用的变化。在低温下，这些聚合物在水中可溶，而在达到某个临界温度（通常接近人体温度）时，聚合物链开始相互作用，形成三维网络结构，导致水凝胶的形成。

在软骨水凝胶的应用中，温度敏感成胶可以用于制备注射型水凝胶。例如，聚（N-异丙基丙烯酰胺）（PNIPAM）是一种广泛研究的温度敏感聚合物。在室温下，PNIPAM水溶液保持流动性，便于注射。当溶液接触到体温时，PNIPAM开始聚集并形成凝胶，为细胞提供支持和三维生长环境。这种水凝胶的形成是温和的，对细胞活性几乎没有影响。壳聚糖/β-甘油磷酸钠温敏型水凝胶的制备及其理化性能已得到系统表征，同时该水凝胶在生物医学工程领域的潜在应用已得到初步探索。如图2-5所示，所制备出的壳聚糖/β-甘油磷酸钠水凝胶在室温下呈透明液体，在37℃发生凝胶现象。细胞划痕试验结果显示，未涂覆水凝胶的癌细胞随培养时间的

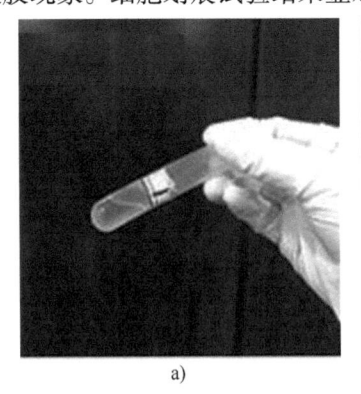

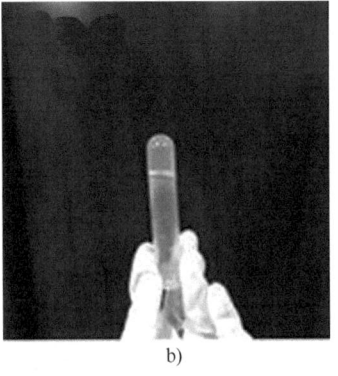

图2-5 壳聚糖/β-甘油磷酸钠水凝胶混合物在室温下以及37℃时状态
a）凝胶前（室温） b）凝胶后（37℃）

延长细胞不断向划痕区迁移生长,而涂覆了水凝胶之后,细胞迁移明显受到抑制。活死荧光染色结果表明,水凝胶可抑制癌细胞(人卵巢癌细胞、人宫颈癌细胞)生理活性,但对正常细胞(小鼠成纤维细胞)的生理活性影响较小,故此所制备水凝胶的温敏特性可以作为癌细胞与正常细胞的初筛,有望用于生物安全的癌症治疗。

温度敏感水凝胶的主要优势在于它们能够响应体温变化,使得在体内应用时可以更精确地控制水凝胶的形成。此外,这种水凝胶的注射型特性使得它们在最小侵入性治疗中特别有用。然而,这种方法也面临着挑战:首先,需要精确调控聚合物的响应温度,以确保水凝胶在体温下稳定形成;其次,温度敏感水凝胶的力学性能和长期稳定性是重要的研究方向,特别是在承受生理负荷的软骨修复应用中。

2.1.7 磁性成胶

磁性成胶利用磁场来控制和操纵含有磁性颗粒的水凝胶的形成和结构。这种技术在软骨组织工程和再生医学领域中表现出巨大的潜力,因为它提供了一种独特的方法来精确控制水凝胶的形态和性能。在磁性成胶中,通常将磁性纳米颗粒(如铁氧体或磁铁矿颗粒)引入到水凝胶的聚合物基质中。当这些含有磁性颗粒的水凝胶暴露于外部磁场时,颗粒会响应磁场,引导聚合物链的排列和凝胶化过程。通过改变磁场的强度、方向和持续时间,可以精确控制水凝胶内部的结构和对齐方式。

在软骨水凝胶的应用中,磁性成胶可以用来制备具有特定方向性和结构的水凝胶,这对于模拟天然软骨组织的微环境和功能特别重要。例如:通过在水凝胶中引入磁性颗粒并应用磁场,可以形成具有特定方向性的纤维状结构,这有助于指导软骨细胞的生长和组织的再生。

磁性成胶的主要优势在于它提供了一种无接触、非侵入性的方法来控制水凝胶的结构和性能。此外,这种方法允许远程控制和精确操作,这在复杂的生物医学应用中尤为有价值。然而,这种方法也面临一些挑战:首先,确保磁性颗粒的生物相容性和安全性是至关重要的;其次,需要精确控制磁场参数,以实现所需的水凝胶结构和性能;此外,研究磁性水凝胶在长期应用中的稳定性和功能保持也是一个重要课题。

2.2 化学成胶

不同于上述物理成胶所依赖的非化学相互作用,化学成胶是通过引发聚合物分子间形成共价键,构建起稳定而坚固的水凝胶网络。这种方法常应用在生物材料制备中,尤其是直接与人体组织接触的软骨修复水凝胶的构建中应用广泛。化学成胶的主要优势在于其提供了极高的交联密度和优异的水凝胶稳定性。这种稳定性是软骨水凝胶在模拟自然软骨环境、支持细胞生长和组织再生方面不可或缺的。化学成胶的方法包括自由基聚合、缩合反应、Michael 加成反应等，每种方法都有其独特的特点和优势。在软骨水凝胶的研发过程中，化学成胶允许研究人员根据特定的应用需求更加灵活地定制水凝胶的物理和化学特性。例如：通过使用特定的交联剂和催化剂，可以精确控制水凝胶的孔隙率、强度和降解速率。此外，化学成胶还提供了将生物活性分子（如生长因子）或药物有效地掺入水凝胶的可能性，从而增强其生物功能。然而，化学成胶也面临着一些挑战：首先，使用的交联剂和催化剂必须具有良好的生物相容性和低毒性，以确保不会对细胞和周围的组织造成损害；其次，控制化学交联过程的均匀性对于确保水凝胶质量至关重要；此外，开发能够在生理条件下稳定运作的化学成胶系统是一个持续的研究课题。

2.2.1　自由基聚合

自由基聚合依赖于自由基引发聚合反应来形成交联聚合物网络。自由基聚合涉及使用引发剂（如过氧化物、紫外光敏化剂）产生自由基，这些自由基能够引发单体分子（如丙烯酸衍生物、甲基丙烯酸酯）之间的聚合反应。在这个过程中，单体分子通过形成共价键相互连接，构建起三维聚合物网络。自由基聚合通常在液相进行，可以在室温或略高于室温的条件下完成。

在软骨水凝胶制备中，自由基聚合允许快速且有效地创建具有可调节孔隙结构和力学性能的水凝胶。这些水凝胶可用于支持软骨细胞的生长和软骨组织的再生，尤其适用于那些需要特定弹性和强度的应用场景。例如：可以通过自由基聚合方法交联含有甲基丙烯酸酯基团的生物相容性聚合物，以形成适合软骨修复的水凝胶。Marcele F. Passos 等人利用新型红外辐射源（镱激光光纤）合成了聚（2-羟乙基甲基丙烯酸酯）水凝胶。水凝胶是通过自由基聚合机制获得的，对其交联度、聚合物链流动性、热性能和力学性能进行评估，验证了所获得的多孔材料在软骨组织再生方面的应用潜力。

复合水凝胶在柔性可穿戴电子设备的人体运动监测领域具有广阔的应用前景。通过自由基共聚合和原位复合方法，成功制备了聚乙烯醇/聚（丙烯酸-共-丙烯酰胺）/多巴胺修饰碳纳米管复合水凝胶，其作为可穿戴传感器用于监测人体关节运动和肌肉运动的潜力已得到验证。该复合水凝胶作为人体运动监测传感器应用于人体的不同组织部位，证明了这种水凝胶在运动生物信号传导方面的灵敏性，如图 2-6 所示。

自由基聚合的主要优势在于其操作简便，反应速度快，可应用于广泛的单体选择，从而可以制备出多种不同性质的水凝胶。此外，通过调节引发剂的浓度和聚合条件，可以精确控制水凝胶的交联密度和物理性能。然而，这种方法也面临着一些挑战：首先，需要确保所用引发剂和单体对细胞无毒或低毒性，以保证水凝胶的生物相容性；其次，控制聚合过程中的均匀性和反应速率对于确保水凝胶质量至关重要；此外，过强的交联密度可能导致水凝胶过于坚硬，影响其生物学性能。

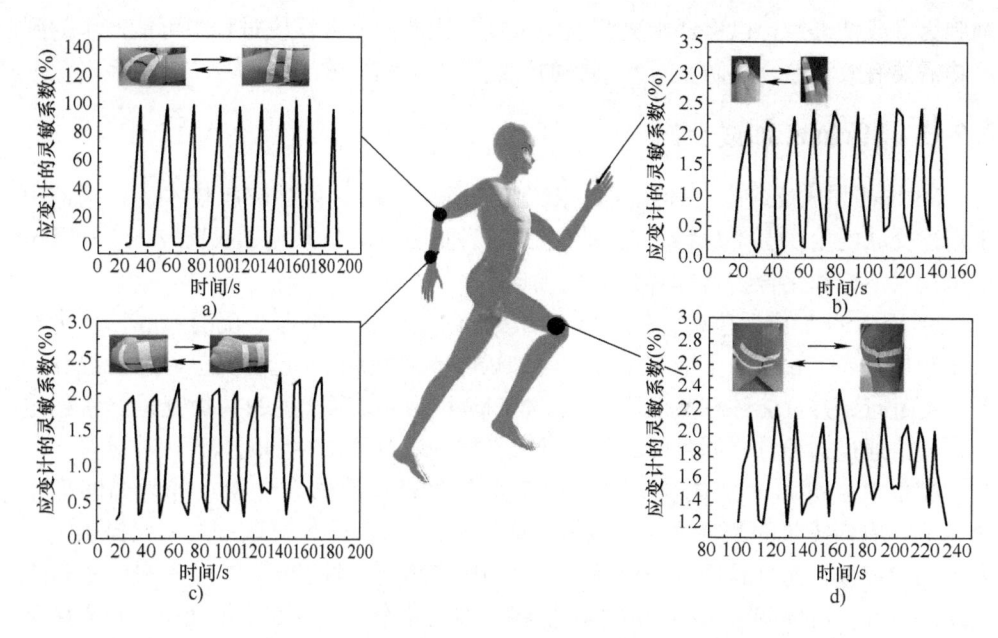

图 2-6　聚乙烯醇/聚（丙烯酸-共-丙烯酰胺）/多巴胺修饰碳纳米管复合
水凝胶用作人体运动监测传感器
a）肘部　b）手指　c）手腕　d）膝盖

2.2.2　缩合反应

缩合反应通过聚合物分子间的缩合反应来形成稳定的网络结构，常用于合成具有特定功能和结构的生物医学材料。缩合反应涉及两种或多种反应性分子（通常是带有不同官能团的聚合物）之间的化学反应，这些反应通常伴随着小分子（如水、甲醇）的副产物释放。在软骨水凝胶的制备中，常见的缩合反应包括酰胺键（由羧酸和胺反应形成）和酯键（由羧酸和醇反应形成）的形成。缩合反应常用于创建具有特定生物化学性质的水凝胶，这些水凝胶可以模拟天然细胞外基质，支持软骨细胞的生长和软骨组织的再生。

Liang Chen 等人采用六氯环三磷腈为核心，通过取代和缩合反应制备了具有炎症反应的自聚合磷树枝状聚合物。试验结果验证，该载体可在炎症反应下，通过尺寸效应实现对受损关节软骨（微酸性条件下）的高效穿透和对软骨基质（正常生理条件下）的有效固定；并且随着微球的降解复合，水凝胶微球还能显著改善骨性关节炎病症中软骨的退化，促进软骨再生。

缩合反应的主要优势在于其能够提供较强的交联密度，同时保持良好的生物相容性。此外，缩合反应通常在相对温和的条件下进行，有利于保持水凝胶中生物活性分子的稳定性。然而，这种方法也存在一些挑战：首先，缩合反应的速率和均匀性需要精确控制，以确保水凝胶的一致性和质量；其次，需要确保所使用的原料对细胞无毒或低毒性，以保证水凝胶的安全性；此外，缩合反应过程中可能产生的副产物需要有效移除，以防止对水凝胶的性能产生不利影响。

2.2.3 Michael 加成反应

Michael 加成反应是一种在软骨水凝胶制备中常用的化学成胶技术，特别适用于创建交联的生物医学材料。这种反应是一种重要的有机共轭加成反应，它涉及亲核试剂对不饱和化合物（如烯烃）的加成。

在 Michael 加成反应中，一个含有活泼氢的化合物（如胺、硫醇或醇）作为亲核试剂攻击一个 α,β-不饱和化合物（如烯酮或烯酸酯）。这种反应通常在温和的条件下进行，并且能够在室温下实现。Michael 加成反应产生的共价键是非常稳定的，使得通过这种方式制备的水凝胶具有良好的机械稳定性和耐久性。在软骨水凝胶的制备中，Michael 加成反应可以用于交联含有双键的聚合物（如丙烯酸衍生物）和含有活泼氢的聚合物（如胺基修饰的聚合物）。这种交联方式不仅提供了水凝胶的稳定性，而且其反应条件温和，对细胞和生物活性分子友好。此外，通过控制反应条件，可以调节水凝胶的物理性能，如孔隙率、弹性和降解速率。黄先娥利用迈克尔加成反应制备了网络结构完善的透明质酸/聚乙二醇复合水凝胶。通过对高分子双键取代度以及溶液 pH 值的控制，水凝胶的力学性能精确可控，其中压缩模量在 35~79kPa 内可调，并且水凝胶耗损因子小，形变回复性好；同时水凝胶凝胶时间短，在 16~62min 内可控。初步的细胞试验证明，此水凝胶具有良好的细胞相容性以及促进细胞增殖能力。

Michael 加成反应的主要优势在于其特异性高，副反应少，以及能够在温和条件下进行。这使得通过 Michael 加成反应制备的水凝胶非常适合包含敏感生物分子的应用，如药物释放和细胞培养。然而，这种方法的挑战在于需要精确控制反应条件，以确保水凝胶的均匀性和一致性。另外，对于含有多种反应性基团的复杂系统，可能需要仔细设计反应以避免非特异性反应。

2.2.4 光交联成胶

光交联成胶是一种在软骨水凝胶制备中越来越受到重视的成胶方法。由于它依赖于光的物理作用来引发交联，因此也可以归类于物理交联方法。这种技术利用光[通常是紫外光（UV）]来触发聚合物网络的形成，从而产生稳定的水凝胶结构。光交联成胶过程，需要将含有光敏引发剂的聚合物溶液暴露于特定波长的光下。光敏引发剂在光照射下产生自由基，这些自由基引发聚合物链之间的交联反应，形成三维的网络结构。

光交联的过程可以通过控制光照的时间、强度以及使用的光敏化学物质来精确调节。在软骨水凝胶的制备中，光交联成胶提供了一种快速、可控的方法来制备具有特定物理和生物学性能的水凝胶。例如：可以使用光交联技术来固定化合透明质酸或胶原等生物相容性聚合物的水凝胶。这些水凝胶能够提供类似软骨的三维微环境，促进软骨细胞的黏附、增殖和分化。人们对如何有效增强生物墨水的力学性能且不影响其可打印性和生物相容性方面进行了探索。环氧基甲基丙烯酸酯被用于对胶原和丝素蛋白进行修饰，从而赋予其光固化能力。此外，通过在复合水凝胶中引入海藻酸钠并进行钙离子交联，成功构建了具有优异力学性能的双交联网络水凝胶。图2-7所示为双交联可打印生物墨水制备原理。

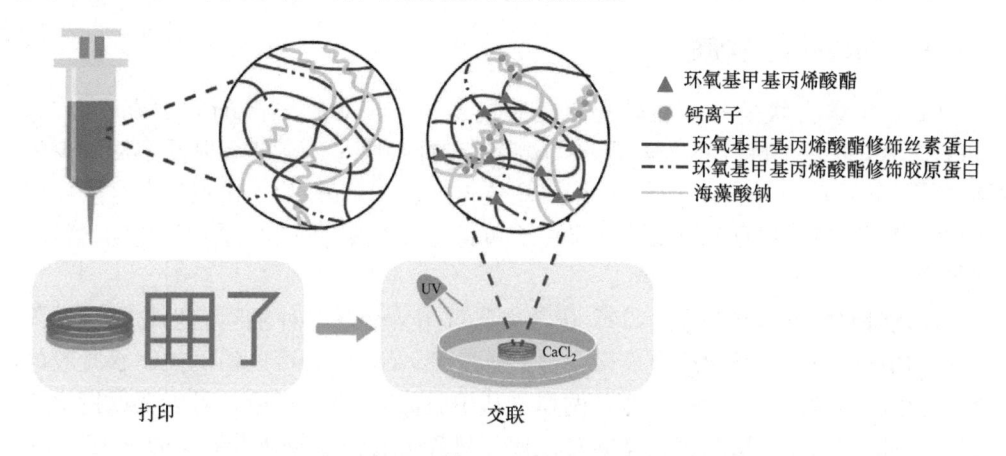

图 2-7　双交联可打印生物墨水制备原理

光交联成胶的主要优势在于其快速性和精确性，允许在短时间内定制水凝胶的物理和化学特性。此外，由于光交联过程可以在室温下进行，因此对细胞和生物分子更为温和。然而，这种方法也有其挑战：首先，需要确保使用的光敏引发剂对细胞无毒性或低毒性；其次，光穿透深度和均匀性是影响水凝胶质量的重要因素，特别是在较厚的水凝胶结构中；此外，控制光照条件以达到理想的交联密度和水凝胶性能，需要精确的试验设计和优化。

2.2.5　酶催化交联

酶催化交联利用特定的酶来催化聚合物分子间的交联反应。这种方法与传统的化学交联和物理交联方法相比，具有独特的优势和特性。酶催化交联涉及使用特定的酶作为催化剂，促进聚合物分子间特定官能团的反应，从而形成稳定的共价键。常用的酶包括过氧化物酶、转谷氨酰胺酶、木瓜蛋白酶等，这些酶可以催化如酰胺键、酯键等交联反应。这种方法在软骨水凝胶制备中特别有用，因为它允许在生物相容性条件下进行交联，对细胞和生物活性分子更加友好。在软骨水凝胶制备中，酶催化交联可以用于交联胶原、透明质酸、多糖等生物相容性聚合物。通过酶催化的方式，可以在温和的条件下形成水凝胶，同时保留了聚合物的生物活性。例如：过氧化物酶可以催化酚基化合物之间的交联，形成稳定的水凝胶网络，用于支持软骨细胞的生长和组织再生。

酶催化交联的主要优势在于其反应条件温和，特异性高，可以在接近生理条件下进行，从而减少对细胞和敏感生物分子的损害。此外，酶催化反应通常具有较高的转化效率和较低的副反应。然而，这种方法也存在一些挑战：首先，酶的活性可能受到环境因素（如 pH 值和温度）的影响，需要精确控制反应条件；其次，酶的成本相对较高，且在水凝胶制备过程中可能需要优化酶的浓度和反应时间；此外，酶的稳定性和重复使用性也是需要考虑的因素。

2.2.6　Click 化学交联

Click 化学交联是一种在软骨水凝胶制备中应用日益增多的化学成胶方法。Click 化学交联基于特定的化学反应，这些反应具有快速、高产率以及副反应少的特点。常见的 Click 化学反应包括叠氮-炔点击反应和硫醇-炔点击反应。这些反应能在室温下进行，并且不需要严格排除水和氧气，使得它们非常适用于生物材料的合成。

在软骨水凝胶的制备中，Click 化学交联可用于交联多种不同的生物相容性聚合物，如透明质酸、胶原或合成聚合物。通过 Click 化学，可以精确控制水凝胶的交联密度、力学性能和生物功能。例如：利用叠氮-炔点击反应，可以在保持细胞活性的同时交联含有适当官能团的聚合物，制备出适合软骨细胞生长的三维支架。曹晓东教授课题组利用 Click 化学法制备了透明质酸/聚乙二醇复合水凝胶，由于点击化学的高效性，该水凝胶具有良好的形变回复性和抗压疲劳特性，甚至可承受 2000 次以上的力学加载，这使得该水凝胶拥有关节软骨作为承载组织的抗压能力。

Click 化学交联的主要优势包括：高效率和高产率，反应通常可以迅速完成；高选择性，具有较少的副反应；在生物相容性条件下进行，适合敏感的生物应用。然而，Click 化学交联也面临一些挑战：需要使用具有特定官能团的聚合物或前体，这可能需要额外的合成步骤；对于某些 Click 反应，可能需要使用特定的催化剂或条件，这可能增加过程的复杂性。

2.2.7　Schiff 基反应

Schiff 基反应是一种化学反应，其中醛或酮（含有羰基的化合物）与胺（含有氨基的化合物）反应形成亚胺键（—C═N—），也称为 Schiff 基。这种反应在水凝胶制备中常常被用于交联含有醛基和氨基的聚合物，从而形成稳定的网络结构。

在软骨水凝胶的制备中，Schiff 基反应可以用于交联天然聚合物如胶原（含有丰富的氨基）和改性多糖（如氧化透明质酸，含有醛基）。通过这种方式形成的水凝胶具有良好的生物相容性，并能提供适宜的环境，以支持软骨细胞的生长和软骨组织的再生。Shangzhi Li 团队开发了一种通过动态希夫碱反应制备自愈合透明质酸水凝胶的简便策略，改变胱胺二盐酸盐与二醛改性透明质酸的摩尔比会影响水凝胶的形态、溶胀和凝胶化动力学。随着胱胺二盐酸盐/二醛改性透明质酸摩尔比的增加，水凝胶的凝胶形成速度加快，力学性能提高。此外，根据机械破坏后的应力，水凝胶还表现出 pH 值响应性、可注射性和出色的自愈合能力。根据应力，水凝胶在 10min 内的自愈合效率可达 100%。总之，这种透明质酸水凝胶为药物输送、生物打印、智能机器人和组织再生等各种生物医学应用提供了广阔的前景。

　　Schiff 基反应的主要优势包括：反应条件温和，适用于含有敏感生物分子的体系；可以在水相中进行，有利于生物材料的加工；适用于交联多种天然聚合物，有利于制备高生物相容性的水凝胶。然而，Schiff 基反应也面临一些挑战：亚胺键（Schiff 基）相比共价键而言稳定性较低，可能在某些条件下水解；需要精确控制反应物的比例和反应条件，以确保交联网络的均匀性和水凝胶的性能；反应速率和最终产物的性质可能受到反应物浓度、pH 值和温度等因素的影响。

第 3 章

水凝胶性能表征

为了确保软骨水凝胶能够模仿天然软骨的复杂结构和成分，同时发挥其力学性能和生物活性，在设计和制备软骨水凝胶的过程中，就需要综合考虑水凝胶材料的化学和物理性能，还要理解这些材料与生物体之间的复杂相互作用。另外，实现水凝胶强度、孔径、孔隙率以及生物活性之间的平衡也是一项挑战。

在前一章已经对水凝胶的构建方式进行了介绍，在本章中将对所制备成型的水凝胶性能进行表征分析。

3.1 水凝胶材料选择

在选择软骨水凝胶的材料和类型时，重要的是要考虑其应用目的和预期的生物相容性、力学性能及降解特性等。在前一章中对水凝胶交联成型进行了综合性介绍，不同材料来源的水凝胶需要的交联方式也有所不同。水凝胶材料的选择是软骨水凝胶制备过程中的关键步骤，直接影响到水凝胶评价过程中的表界面属性、力学性能、降解特性及生物相容性等。水凝胶按照材料来源可大致可分为天然水凝胶和合成水凝胶，按照是否降解又分为降解水凝胶和非降解水凝胶，每种类型都有其独特的优势和应用场景。

1. 天然水凝胶

天然水凝胶，如胶原、透明质酸、海藻酸盐和明胶，是软骨水凝胶常用的材料。这些材料通常具有良好的生物相容性和生物降解性，使它们成为理想的生物医学应用选择。例如：胶原是人体内最丰富的蛋白质，是构成软骨的主要成分之一。胶原水凝胶在模仿天然软骨结构和功能方面表现出色，但其力学性能相对较弱，通常需要通过添加其他物质进行交联加以改善。透明质酸是另一种重要的天然多糖，广泛存在于人体的软骨组织中，对维持组织的水分和力学性能至关重要。透明质酸水凝胶因其优良的生物相容性和保湿性，常用于软骨修复。

2. 合成水凝胶

与天然水凝胶相比，合成水凝胶如聚乙烯醇（PVA）、聚乙二醇（PEG）和聚丙烯酸（PAA）等提供了更多的设计灵活性和改性可能性。这些材料可以通过化学合成精确控制其相对分子质量、交联密度和功能化程度。例如：PVA 是一种广泛使用的合成聚合物，具有优良的力学性能和成型灵活性。通过物理或化学方法交联的 PVA 水凝胶在模拟软骨的力学性能方面表现出色。PEG 是一种生物相容性极好的聚合物，常用于制备水凝胶，尤其在药物输送和细胞培养方面有广泛应用。PEG 基水凝胶可以通过多种交联机制调整其物理和化学性能，以满足特定的生物医学需求。

3. 降解水凝胶

降解水凝胶在体内可逐渐降解并被吸收或排除，通常用于暂时性的应用，如药物释放、临时的组织支架或作为细胞生长的基质。它们的主要优势在于能够随着组织的愈合和再生逐渐被替代，从而避免了二次手术移除材料的需要。天然降解水凝胶，如胶原和透明质酸基水凝胶，这些材料在体内具有良好的生物相容性和降解性，能够在一定时间内被生物体逐渐吸收。合成降解水凝胶，如聚乳酸-羟基乙酸共聚物（PLGA）和聚己内酯（PCL）基水凝胶，这些材料的降解速率和性质可以通过聚合物的组成和相对分子质量来调控，适用于更广泛的生物医学应用。

4. 非降解水凝胶

非降解性水凝胶在体内具有稳定性，不会随时间降解。这类水凝胶主要用于需要长期保持其结构和功能的应用领域，如某些类型的植入物和永久性填充材料。虽然大多数天然水凝胶倾向于降解，但某些特殊处理的天然水凝胶（例如通过特殊交联处理的蛋白质基水凝胶）可以具有较低的降解速率。合成非降解水凝胶，如聚二甲基硅氧烷（PDMS）基水凝胶等，这些材料在生物体内极为稳定，不会随时间降解，适用于需要长期维持其形态和功能的应用。

5. 水凝胶力学性能和生物活性平衡

在选择材料时，一个重要的考虑因素是如何平衡水凝胶的力学性能与生物活性。例如：虽然提高交联密度可以增强水凝胶的力学性能，但过高的交联密度可能会降低其生物活性，影响细胞的黏附和生长。另外，交联密度越高，可能导致水凝胶内在结构密实，从而导致植入体内后细胞和营养物质难以进入。因此，在设计水凝胶时，需要考虑所制备的水凝胶是用于软骨替代还是软骨修复。如果是软骨替代水凝胶，则需要保证其长期的稳定性；如果是软骨修复，则需要考虑其应该具有极好的生物活性及软骨诱导性。

除了材料本身的性质外，水凝胶的制备过程也对其最终性能有重要影响。在制备过程中，可以通过改变聚合物浓度、交联剂类型和浓度、反应条件等因素，来调控水凝胶的物理和化学性能。例如：通过调整交联程度，可以获得从软而有弹性到坚硬而结实的不同力学性能的水凝胶，以适应不同的应用需求。在第 4 章和第 5 章中，将分别深入探讨天然水凝胶和合成水凝胶的具体应用和特性。天然水凝胶由于其与人体组织的天然相似性，在生物相容性和生物活性方面具有独特优势，但可能需要通过交联或与其他材料的结合来改善其力学性能。相反，合成水凝胶则提供了更高的设计灵活性和功能化潜力，使其成为高度定制化软骨水凝胶的理想选择。

3.2 水凝胶设计与制备

在软骨水凝胶的设计与制备中，面临着一系列复杂的挑战和决策。这些挑战源于其核心目标：创造一种既能模仿天然软骨的复杂结构和成分，又能应对复杂软骨损伤情况需求的材料。软骨的基本功能包括提供关节的支撑和缓冲，同时保持必要的弹性和耐久性。在设计用于模仿这些特性的水凝胶时，需要综合考虑多相结构、生物化学成分及力学性能。

1. 水凝胶多相结构

天然软骨的结构由胶原纤维、多糖（如透明质酸）和水等其他小分子组成，形成了一种复杂的多相结构。这种结构不仅提供了必要的力学支持，还促进了养分传输和细胞活动。因此，水凝胶的设计目标是通过选用适当的聚合物和交联策略来复制这种多相结构。设计重点在于：

1）材料的多样性和一体化。多相支架通常包含多种材料，这些材料的组合不仅需要承担替代软骨分层结构和功能特点，另外，也需要作为一个整体来发挥软骨整体生理功能。

2）力学性能和化学成分的优化。通过使用不同的制备和复合方法，如迭代冷冻法、梯度结构成型、力学挤压法、三维打印和电泳法等，可以精确控制支架的力学性能和化学成分。这些技术可精确控制支架的孔隙率、孔径、分布以及其他关键参数，从而更好地满足骨软骨修复的需求。

随着新型制备工艺，例如3D打印技术的出现，渐进一体的水凝胶，即通过无缝集成多种材料和功能，进一步接近天然软骨的复杂性，成为研究的前沿方向。在软骨修复多相支架的设计重点包括：

1）多相支架需要增强相邻层之间的结合强度，确保在生物力学环境中的稳定性和耐久性。

2）潮线和钙化软骨层的模拟，多相支架的设计中还应进一步优化潮线和钙化软骨层的模拟，这对于在骨软骨界面上实现连续的生物力学和生物化学特性是至关重要的。当前已经明确知道潮线在骨软骨损伤和再生、恢复过程中有着重要的作用，但是当前在骨软骨修复水凝胶开发过程中，大家往往忽视这一结构的设计或者简单地用生物胶水或者一种致密不通透的材料来进行模拟，这就导致了软骨层和软骨下骨层仅仅只是形式上的一体化并不能够做到生理结构上的沟通。

3）虽然目前的多相支架已在体外细胞试验和动物体内试验中显示出良好的骨

软骨修复能力，但临床试验样本量还较少。因此，需要更多的临床研究来验证这些支架在人体中的应用效果。

2. 水凝胶生物化学成分

在设计软骨水凝胶时，考虑到生物化学成分的整合是至关重要的，因为这些成分在维持软骨的生物功能方面发挥着关键作用。软骨组织中的透明质酸、生长因子和特定蛋白质不仅提供了结构上的支持，而且还促进了软骨的健康和再生。因此，在水凝胶的设计中，将这些生物分子有效地整合到材料中，是实现高度生物相容和功能化的水凝胶的基本要求。例如：透明质酸是一种天然存在于人体软骨中的多糖，对于保持组织的水分和提供润滑性至关重要。在水凝胶中整合透明质酸不仅有助于模仿软骨的自然环境，还能提高水凝胶的生物相容性和促进细胞的黏附与增殖。Sandra Escalante 团队进行了基于透明质酸和壳聚糖负载硫酸软骨素的软骨水凝胶的开发。试验结果证实，所设计的水凝胶体系能够完成硫酸软骨素的提送，并具有黏液黏附性特性，可稳定微骨折程序中的凝块，并促进表层软骨细胞分化，有利于真正的关节软骨细胞生存。

生长因子，如 TGF-β 和 IGF，以及特定的蛋白质，如 Ⅱ 型胶原，是软骨发育和修复的关键因素。它们在调节细胞行为、促进细胞分化和刺激组织再生方面起着至关重要的作用。如何实现上述成分在软骨水凝胶中的活性也是重点和难点之一，主要包括：

1）化学修饰法。通过共价键将生物分子与聚合物网络结合是一种有效的方法。这种化学修饰不仅确保了生物活性分子的稳定性，而且可以通过精确控制其释放速率来优化水凝胶的功能。

2）物理吸附或掺杂方法可以用来将生物活性分子整合到水凝胶中。这种方法的优势在于操作简单，且对生物分子的活性干扰较小，但可能牺牲一定的稳定性和控制性。

3）值得注意的是，生物相容性和功能性的平衡，在整合生物化学成分时，需要平衡生物相容性和水凝胶的功能性。过多的生物分子加入可能会影响水凝胶的物理性能，而过少则可能不足以提供足够的生物活性。

Weilong Ye 等人将 TGF-β1 模拟肽与自组装肽连接，得到功能化的自组装肽。结果表明，模拟肽功能化的自组装肽水凝胶有助于增强软骨形成基因的表达和细胞外基质沉积。将自组装肽与脱细胞软骨细胞外基质结合，构建用于关节软骨修复的复合支架。模拟肽功能化复合支架具有良好的生物活性和结构稳定性，在新生软骨修复和骨软骨单元重建方面表现出令人满意的性能。该研究通过稳定呈现 TGF-β1 模拟肽，为原位软骨再生提供了一种有前景的方法。

为了改善 PVA 水凝胶生物活性低的问题，也将 Ⅱ 型胶原和硫酸软骨素作为复合水凝胶中活性成分掺杂其中，试验也验证了这两种成分有效地促进了乳鼠原代软骨细胞的活性和增殖。将载有 BMP-2 生物活性因子的纳米复合颗粒嵌入海藻酸钠/

羟基磷灰石/聚乙烯醇水凝胶中，对这种复合材料的理化性能和生物活性做了充分的验证，证实所制备的水凝胶体系能够有效地促进大范围骨缺损中血管的生成。

3. 力学性能

设计用于模仿天然软骨的水凝胶时，其力学性能是一个至关重要的考虑因素。天然软骨具有独特的、各向异性的力学性能，这些性能使得软骨能够在承受关节运动和体重负荷时保持稳定性和弹性。因此，水凝胶需要具有与天然软骨相似的弹性模量、强度和韧性。这些力学性能的精确模拟，对于确保水凝胶在临床应用中的有效性和耐久性至关重要。

软骨的弹性模量和强度是其承受机械负荷的关键特性。水凝胶需要具有足够的弹性模量来支持关节的正常运动，同时保持足够的强度来抵抗压缩和拉伸力。软骨具有出色的韧性，能够在反复的压缩和拉伸中保持其结构完整性。水凝胶同样需要具备良好的韧性，以适应长期的生理负荷。当前水凝胶应用于软骨主要还是存在强度低的缺点，因此在水凝胶设计过程中，可以通过改变聚合物的相对分子质量和交联密度，调节水凝胶的力学性能。例如：较高的相对分子质量和交联密度通常会增加水凝胶的强度和稳定性，但同时可能会减少其弹性；设计时的一个关键挑战是在保持足够弹性和提高强度之间找到平衡点。这可能涉及复杂的试验和优化过程，以确保水凝胶既有足够的支撑力，又不失灵活性。通过添加弹性纤维素（如弹性蛋白）或使用复合材料，可以提高水凝胶的弹性和韧性。例如：将软弹性聚合物与坚固的纳米颗粒（如纳米羟基磷灰石）结合，可以创造出既有弹性又有强度的复合水凝胶。在高强度PVA基软骨替代水凝胶的制备研究中，通过引入聚丙烯酸成功提升了PVA水凝胶的强度。试验结果也验证了，与纯PVA水凝胶相比，PVA/聚丙烯酸水凝胶具有同样优异的生物相容性，其细胞黏附性显著提高。通过对复合水凝胶进行了冷拔处理，与纯12%PVA水凝胶相比，12%PVA/聚丙烯酸冷拔水凝胶的拉伸强度、拉伸模量和韧性分别提高了40.8倍、50.8倍和46.8倍。

但是，往往力学性能的增强通常伴随着生物活性的降低，这就需要研发新的聚合物体系、交联方法和纳米增强技术，以提高水凝胶的力学性能，同时保持其生物相容性和功能性。此外，掌握和模拟天然软骨在不同负荷条件下的复杂力学行为，将有助于设计出更加精确和高效的水凝胶系统。

中科院兰州化学物理研究所固体润滑国家重点实验室周峰团队与英国帝国理工学院Daniele Dini团队报道了一种模仿天然软骨的、由厚厚的亲水性聚电解质刷缠结在下硬质层中的双层水凝胶材料。最顶层的软聚合物层可提供有效的水性润滑，而作为基材的硬水凝胶层可提供承重能力。它们的协同作用能够在水下的重载条件下（接触压力10MPa级）获得低摩擦系数（一般为0.01~0.03），其性能接近天然关节软骨。此外，即使在高接触压力下经受5万次往复循环，该水凝胶也可以保持低摩擦，并且几乎没有观察到磨损。这项工作为开发仿生软骨的超低摩擦软材料开辟了新的技术可能性。

3.3 水凝胶溶胀比和含水率

在软骨水凝胶的设计和制备中，溶胀比和含水率是两个关键的物理参数，它们对水凝胶的性能有着显著影响。控制好水凝胶溶胀比和含水率，对于开发出适用于软骨修复和再生医学的高效水凝胶至关重要。

1. 水凝胶溶胀比

溶胀特性是指水凝胶在吸收水分后体积增大的能力。当水凝胶置于水或生理溶液中时，由于水分子的渗透，水凝胶会膨胀直至达到平衡状态。作为人体植入材料，水凝胶在植入人体后会在人体体液环境下达到一个溶胀平衡，这时候其相关性能就会发生变化，因此需要提前对水凝胶溶胀性能进行测试，以预测其在体环境下的行为变化。理想的溶胀性能应该是能够模拟天然软骨的水分吸收和保持能力。过度的溶胀可能导致水凝胶结构的破坏和力学性能的下降，而不足的溶胀则可能影响其生物相容性和细胞黏附能力。通常通过将干燥的水凝胶置于水中，测量其在特定时间内的体积或质量变化来确定溶胀比。溶胀比可以通过计算水凝胶膨胀前后的体积或质量差来得出。

具体溶胀比的测定流程如下：

（1）样品准备　测量每个制备水凝胶样品的初始质量（m_1）。

（2）水凝胶浸泡　将水凝胶样品浸泡在蒸馏水或特定的生理溶液中。设定合适的浸泡时间，以确保水凝胶达到饱和状态，这个时间可能因水凝胶的类型和大小而不同。通常情况下可以测定一个溶胀比曲线，以确保水凝胶达到溶胀平衡。

（3）样品表面水分移除　在浸泡后的特定时间点取出水凝胶样品。轻轻移除样品表面的多余水分，通常使用无纤维纸或滤纸轻拭。

（4）浸泡后质量测量　立即测量水凝胶样品浸泡后的质量（m_2）。

（5）计算溶胀比　使用以下公式计算溶胀比 s：

$$s = [(m_2 - m_1)/m_1] \times 100\%$$

注意事项：在浸泡过程中保持恒定温度，因为溶胀行为可能受温度影响，通常情况下选择37℃作为浸泡温度；确保所有样品具有一致的尺寸和形状，以保证测量的准确性；进行多次重复试验，以确保结果的可重复性和可靠性。

Tianyi Zhao 等人设计制备一种可控溶胀效果的水凝胶，并在水凝胶表面覆盖一层抗溶胀的有机凝胶物质。试验结果证实，该凝胶物质能够显著提升水凝胶抗溶胀效果和保水性能。

骨关节炎（OA）是一种涉及整个关节的退行性疾病。骨软骨缺损的修复也仍然是骨科领域的一个重大挑战，开发新的策略对于有效的骨软骨损伤修复至关重要。使用明胶（Gel）、聚乙烯醇二缩水甘油醚（PEGDGE）、羟乙基纤维素（HEC）和壳聚糖（CS）制备半互穿网络和互穿网络水凝胶。具体制备过程简述如下：为了获得半互穿网络水凝胶，将 6g Gel 和 0.3g、0.6g HEC 溶解在 54mL 去离子水中，并在 45℃下搅拌 2h。将 1.5g PEGDGE 加入到上述两种复合溶液中，并搅拌 1h，之后将其倒入模具中，放入 45℃的烘箱中固化 2h，分别命名为 G10HEC0.5 和 G10HEC1。另外一种半互穿网络水凝胶制备与上述过程类似，将 6g Gel 和 0.3g、0.6g、1.2g CS 溶解在 54mL 去离子水中，并在 45℃下搅拌 2h。其余步骤与上一步相同，分别命名为 G10CS0.5、G10CS1 和 G10CS2。对复合 Gel 基复合水凝胶相关理化行为和生物学行为进行了全面的分析。其中溶胀试验验证了，这种 Gel 基复合水凝胶相较于纯 Gel 水凝胶具有显著提升的抗溶胀能力，证实了这种水凝胶具有良好的稳定性，如图 3-1 所示。

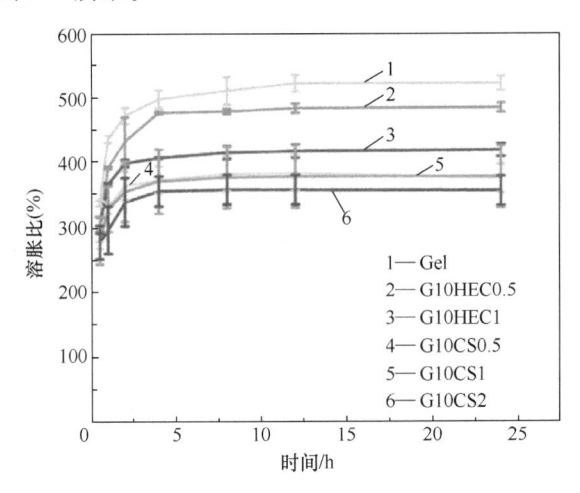

图 3-1 明胶基复合水凝胶溶胀比

2. 水凝胶含水率

含水率是指水凝胶中水分的含量，通常以水分质量与干燥水凝胶质量的比值表示。含水率对水凝胶的生物相容性和细胞存活率起着至关重要的作用。适当的含水率可以模仿天然软骨的水化环境，为细胞提供必要的水分和营养物质交换，从而支持细胞的生存和增殖。水凝胶的含水率也直接影响其力学性能。过高的含水率可能导致水凝胶结构松散，降低其强度和稳定性，而过低的含水率则可能使水凝胶过于脆硬，不足以模拟软骨的自然弹性。理想的含水率应该足以保持水凝胶的生物相容性和细胞友好性，同时保证足够的力学稳定性。含水率通过测量水凝胶在干燥和吸水饱和状态下的质量差来确定。

具体含水率测定流程如下：

（1）样品准备　准备水凝胶样品，保持样品在其自然状态下，通常是饱和或含水的状态。

（2）自然状态质量测量　测量水凝胶在湿态下的质量（m_w）。

（3）水凝胶干燥　将水凝胶样品在恒温干燥箱中干燥至恒重，确保所有水分被去除。

(4) 干燥状态质量测量　测量完全干燥后的水凝胶样品的质量（m_d）。

(5) 计算含水率　使用以下公式计算含水率 w：
$$w = [(m_w - m_d)/m_w] \times 100\%$$

注意事项：在干燥水凝胶时应保证温度恒定，以避免对水凝胶材料造成热损伤，如果水凝胶存在热变性等特点，干燥应该选择冷冻干燥等方式进行；确保在测量自然状态下的质量时，水凝胶是完全饱和的；进行多次重复测量，以确保数据的准确性和可重复性。

Lizhi Xu 等人设计了一种由芳纶纳米纤维与聚乙烯醇交错而成的仿生物复合材料，其含水率高达70%~92%（人体软骨含水率为：65%~90%）。这种复合材料的拉伸模量约为9.1MPa，极限拉伸应变约为325%，压缩强度约为26MPa，冲击强度高达9200J/m²，其力学性能可与软骨等原型组织相媲美。

综上可以看出，含水率关注的是水凝胶在其自然使用状态下的总水含量，而溶胀比则关注的是水凝胶从干燥到饱和状态下的体积或质量变化。两者的关注侧重点不同，测量方式也不同。相同的是作为水凝胶中主要的指标条件，溶胀比和含水率对软骨水凝胶的诸多性能有影响，例如：适宜的溶胀比和含水率对于保持水凝胶的生物相容性和支持细胞活性至关重要。这些特性确保了水凝胶可以为细胞提供一个适宜的水化环境，有利于细胞的黏附、生长和分化；合适的溶胀比和含水率也对于维持水凝胶的力学性能至关重要。过度的溶胀可能会导致水凝胶的结构完整性受损，从而影响其在承受生理负荷时的性能。在药物输送系统中，水凝胶的溶胀比和含水率直接影响药物的释放速率和模式。通过优化这些参数，可以实现更加精确和可控的药物释放。

3.4　水凝胶降解性能

降解性能对于水凝胶的应用至关重要，尤其是在制备软骨修复水凝胶和药物释放领域。合理的降解速率可以确保水凝胶在完成其功能（如支撑新生组织或释放药物）后能被安全地分解和吸收，无须额外的外科移除。水凝胶的降解性能指的是其在生物体内随时间分解的能力，这涉及材料在生物环境中的稳定性和逐渐分解的过程。

降解率的测定是评估水凝胶性能的重要方面，特别是在组织工程和药物释放领域。降解率通常通过两种主要方法来测定：离体测试（体外测试）和在体测试（体内测试）。每种测试方法都有其独特的优点和局限性。

1. 降解率离体测试

离体测试旨在模拟水凝胶在体外条件下的降解行为。这种测试通常在控制的实验室环境中进行，允许研究人员精确控制测试条件，如温度、pH值和酶浓度。具体步骤如下：

1）将水凝胶样品制备成合适大小和质量的样品，将其置于模拟生理条件的溶液中，如磷酸盐缓冲盐水（PBS）或含有特定酶的溶液；并且放置在37℃孵育箱中，有时候为了进一步模拟体液循环情况，也需要将上述降解材料置于振荡器中。

2）定期测量水凝胶的质量、体积或力学性能的变化，以评估其降解进程（通常时间周期1个月内）。

3）分析水凝胶的化学和物理变化，采用多手段分析降解发生的原因，如聚合物链的断裂方式或表面侵蚀类型等。

离体测试的优点在于精确控制试验条件，方便快捷，成本相对较低，允许初步评估水凝胶的降解特性。其局限性也是十分明确，例如：缺乏复杂的生物体内环境，如免疫反应和血液循环的影响，降解速率可能与实际体内情况不完全一致。

张薇/陈佳林课题组制备了一种功能化、具有骨/软骨双系活性的丝素-蒙脱土复合纳米活性水凝胶用于骨软骨一体化再生，并全面评估了该水凝胶的理化性能、生物相容性、生物活性及其内在机制和体内骨软骨损伤修复效果。结果显示，该丝素-蒙脱土复合纳米活性水凝胶显著提高了材料的孔隙率、力学性能和亲水性。其中，体外降解试验采用体外浸泡PBS，温度为37℃，振荡频率为80r/min，时间长达91天，这印证了该水凝胶具有较好的抗降解能力。

基于PVA和Ⅱ型胶原（Col-Ⅱ）制备了复合软骨水凝胶。制备过程如下：首先称取10g的Col-Ⅱ粉末，将其溶解于100mL体积分数为0.1%的乙酸水溶液中，放置于4℃冰箱，静置过夜，制备成质量分数为10%的Col-Ⅱ储存液。称取10g PVA粉末放置于烧杯中，用100mL超纯水进行溶解，90℃水浴搅拌锅搅拌4h，形成质量分数为10%的PVA水溶液，室温静置去除气泡。随后将冷却至室温的10% PVA水溶液和10% Col-Ⅱ的储存液按照PVA/Col-Ⅱ体积比2:1、1:1和1:2（记为Gels A、Gels B和Gels C）进行室温混合。图3-2所示为PVA/Col-Ⅱ水凝胶在含有溶菌酶的PBS中降解1~4周后的SEM照片。整体来说，不同降解时间点下水凝胶结构发生了一定的改变。随着时间的增加，出现在其表面的微孔越多。为了进一步量化水凝胶体外降解效果，对其降解率进行了定量测试。如图3-3所示，从整体来说，随着降解时间的增加，所有样本降解率均有所增高。相较于纯PVA水凝胶，复合水凝胶的降解率要更高，由于Gels C中的Col-Ⅱ含量最高，因而其降解速率为最快。值得注意的是，所有水凝胶的降解速率几乎均在两周左右达到的最高点，进一步随着降解时间的增加，降解率曲线整体趋于平缓稳定。

2. 降解率在体测试

在体测试是在活体动物模型中进行的，用以评估水凝胶在真实生物体内环境中的降解行为。具体步骤如下：

1）将水凝胶植入动物模型中，通常是在小鼠或大鼠体内（多数为：皮下或者关节腔）。

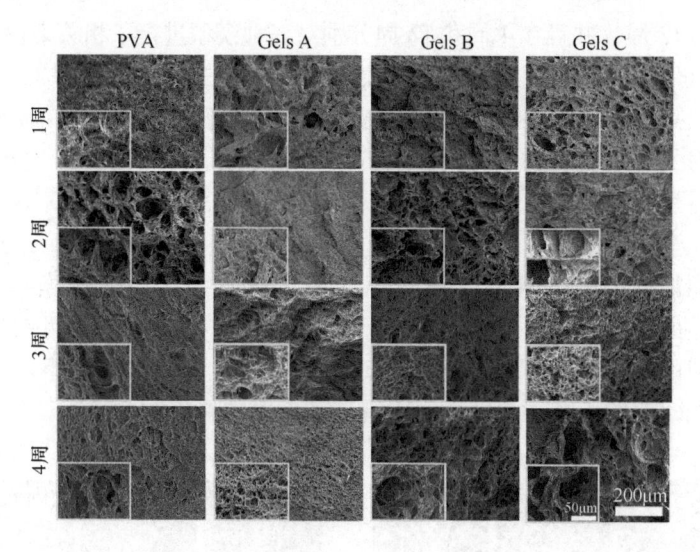

图 3-2　PVA/Col-Ⅱ水凝胶在含有溶菌酶的 PBS 中降解 1~4 周后的 SEM 照片

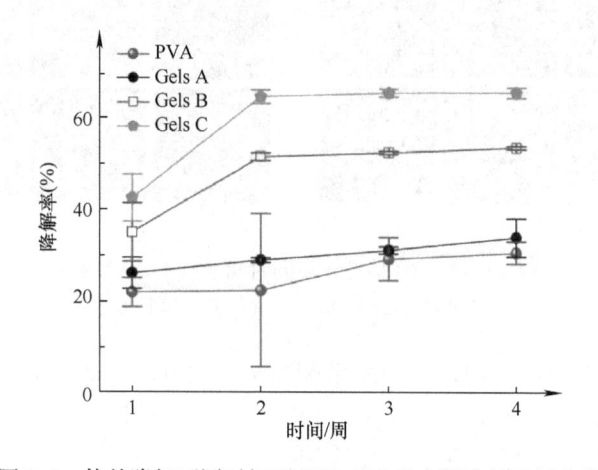

图 3-3　体外降解不同时间下 PVA/Col-Ⅱ水凝胶的质量变化

2）定期监测水凝胶的降解情况，可能包括成像技术、组织切片和生物化学分析（通常时间周期不少于 1 个月）。

3）观察和记录水凝胶与周围组织的相互作用，评估其生物相容性和降解产物的影响。

在体测试的优点是提供了真实的生物体内环境，包括免疫反应和复杂的生物化学过程，更准确地反映水凝胶在实际使用中的降解行为。其局限性包括：成本较高，程序更复杂；涉及伦理考虑，需要动物福利和伦理审查批准；结果可能受到动物模型特异性的影响，不一定完全适用于人类。

建立了双相 PVA 基水凝胶在骨软骨缺损模型中的应用，在体内兔膝关节滑车区域植入长达12周，并且在4周和12周分别对三种模型进行了相关染色和蛋白免疫荧光分析，同时对12周修复区域的力学性能进行了评估。利用2D和3D Micro-CT分析对缺损部位新形成的组织再生和修复情况进行定性表征。利用Dataviewer图像处理软件分别对关节冠状、矢状和横轴进行观察。如图3-4所示，经过4周的修复，空白组骨软骨形成较差，但缺损区域骨软骨再生明显；到12周时，软骨下骨和软骨再生仍不完全，但缺损已闭合。在PVA和双相水凝胶植入组中，经过4周的在体植入，仍旧能够观察到明显的缺损，且4周时植入物仍未完全降解填充到缺损区域。需要指出的是，双相组的水凝胶降解速率比PVA组更快，并且在缺损底部出现了一层薄薄的矿化骨沉积。随着植入时间的延长，PVA和双层组水凝胶的降解趋势相同，同时双相组在缺损区域周围观察到更多的新骨软骨组织。

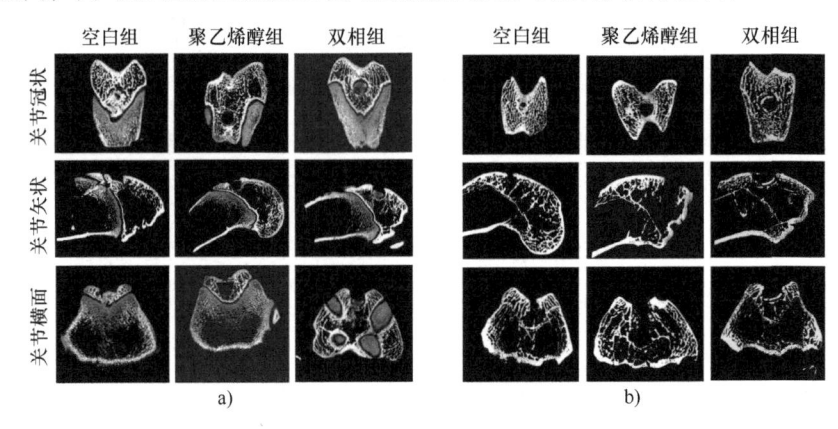

图 3-4　PVA基水凝胶在体植入不同时间节点下 2D Micro-CT 结果
a) 在体植入4周的结果　b) 在体植入12周的结果

通过重构 3D Micro-CT 图像和感兴趣区域（region of interest，ROI）识别再生新组织的差异，如图 3-5 所示。随着时间的推移，各组新生组织的再生和缺损的闭合情况都有所增加。各组软骨下骨均有不同程度的骨化或重构。重建趋势为自下而上，从外围到中部。在 4 周时，所有组在修复区域都存在明显的骨缺损，但随着时间的推移，新组织开始填充到修复区域。与 PVA 组相比，双相组新生组织与周围缺损区边界不明显。

为了评估组织对植入水凝胶的反应，并进一步评估缺损的愈合进展，进行了组织学染色分析。如图 3-6 所示，各组在 4 周内均有明显凹陷性缺损。空白组可见少量稀疏纤维组织和纤维软骨，形成薄层纤维组织；同时，在软骨下骨区可见少量新骨及肥大软骨，软骨组织不规则形成。与 PVA 组相比，双相水凝胶植入物与附近组织边界较小。苏木精-伊红染色（HE 染色）也证实双相组软骨下骨有少量新骨再生和新生血管形成；同时在缺损边缘出现了新的软骨，进一步证实了双相水凝胶能够促进关节软骨和软骨下骨的修复。在植入 12 周后，双相组软骨细胞在新生软

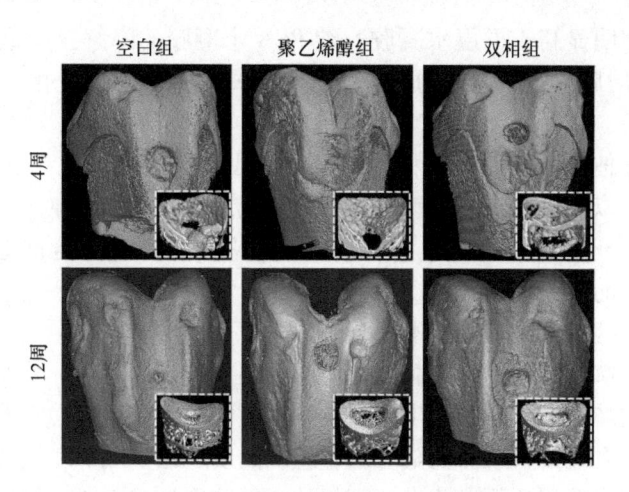

图 3-5　PVA 基水凝胶在体植入 4 周和 12 周后 3D Micro-CT 结果

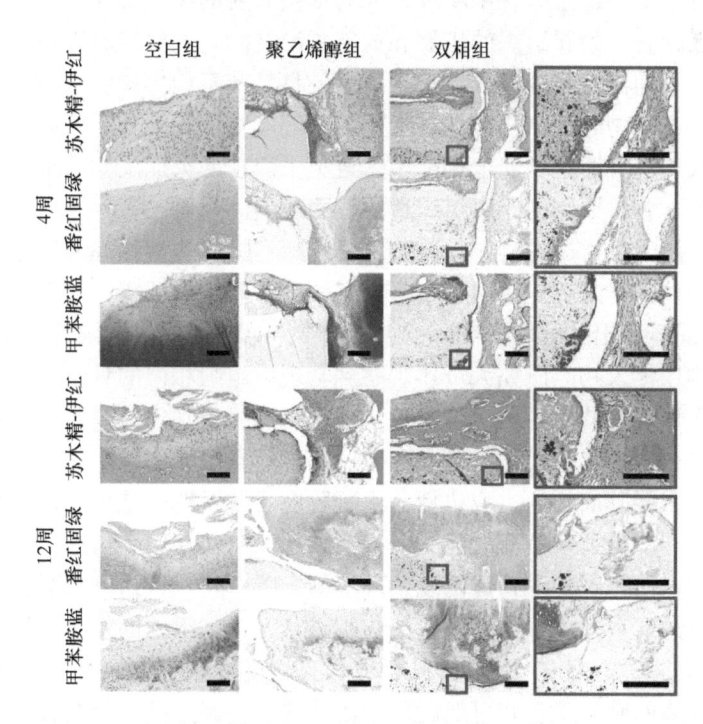

图 3-6　PVA 基水凝胶在体植入 4 周和 12 周植入区域组织学荧光染色分析
注：图中标尺为 200μm。

骨中的形态和分布与原生软骨相似。此外，双相组软骨下骨区有更多结缔组织和新生血管再生。相比之下，PVA 水凝胶修复的缺损骨和软骨有限，修复效果较差。再生组织不能完全修复缺损区，缺损区以邻近软骨塌陷为主。无论是 PVA，还是双相植入物，即使在 12 周的手术后也没有出现完全的降解，与此同时，发现上层水凝胶的降解率明显高于下层水凝胶。纯 PVA 水凝胶的降解速率最慢；同时可以看见在修复 12 周后，空白组中的软骨表面不如周围天然软骨光滑，可见明显的软骨组织剥落。

为了全面评估水凝胶的降解特性，最佳做法是将离体测试和在体测试结合起来。离体测试可以提供初步的降解数据和控制变量的能力，而在体测试则提供了更贴近实际生物体环境的降解情况。通过这种综合方法，可以更全面地了解水凝胶的降解行为和潜在的临床表现。

3. 水凝胶降解性和长期稳定性

水凝胶的降解性在软骨修复和替代中起着至关重要的作用，其设计必须细致考虑到软骨组织的特殊需求和复杂生理环境。在软骨修复应用中，水凝胶不仅充当支撑新生组织的临时框架，还需要随着新生组织的发展逐步降解和被替代。这种降解过程的优化是一个精密的平衡艺术，理想的水凝胶应具有与新生软骨组织成长速率相匹配的降解速率。这意味着水凝胶在最初提供必要的物理支撑的同时，随着新组织的成熟逐渐降解，为新组织的扩展和成熟腾出空间。这要求对水凝胶的降解动力学有深入理解，确保其降解过程与软骨再生的自然节奏相协调。水凝胶降解的另一个关键问题是其产物的生物相容性。理想的降解产物应无毒、无刺激，并能够被周围组织吸收或通过代谢途径安全排除。这避免了潜在的炎症反应或毒性作用，确保水凝胶的降解不会对周围的健康组织造成负面影响。

李宏斌教授团队通过将构成水凝胶网络的特定蛋白质链物理缠结在一起，实现了在不牺牲韧性的情况下使蛋白质水凝胶变硬。试验结果证实，植入水凝胶的兔子在植入后 12 周显示出关节软骨修复的明显迹象，没有剩余的水凝胶，动物的免疫系统也没有排斥植入物。研究人员还观察到与现有组织相似的骨组织生长，以及水凝胶植入组靠近现有软骨的再生组织，比他们空白组看到的结果要好得多。

对于用作长期软骨替代材料的水凝胶，其设计重点转向在生物体内的稳定性和耐久性。这类水凝胶面临的挑战包括：水凝胶应具备长期的结构稳定性，以维持软骨的生理功能和承受力学负荷的能力。这意味着水凝胶在整个预期使用寿命内，应保持非降解的性质，不受生物体内复杂环境的影响。在设计这类水凝胶时，需要考虑到生物体内的复杂环境，包括体液的化学成分、周围组织的生物学活性及持续的机械应力。因此，选择和使用的材料必须具有高度的化学稳定性和优异的力学性能。此外，精确的制备工艺和可能的化学改性也是确保这种水凝胶在实际使用中保持稳定的关键。

Benjamin J. Wiley 团队在 2020 年设计制备了一种在拉伸和压缩时都具有软骨强度和模量的水凝胶。这种水凝胶由细菌纤维素（BC）、PVA 和聚（2-丙烯酰胺基-2-甲基-1-丙磺酸钠）（PAMPS）组成，命名为 BC-PVA-PAMPS 水凝胶。细菌纤维素纳米纤维以类似于软骨中胶原纳米纤维的方式使水凝胶具有一定的拉伸强度。PVA 使水凝胶具有一定的弹性恢复力，并防止应力集中在单个 BC 纤维上。PAMPS

类似于软骨聚集蛋白聚糖的作用,为水凝胶提供了固定的负电荷和渗透恢复力。BC-PVA-PAMPS 水凝胶的总模量和渗透率使其在受限压缩下具有与软骨相同的时间依赖性机械响应。BC-PVA-PAMPS 水凝胶的摩擦系数约为软骨的一半,并且在 10 万次循环中表现出与软骨等效的疲劳强度。BC-PVA-PAMPS 无细胞毒性。综上所述,这些特性使 BC-PVA-PAMPS 水凝胶成为修复软骨损伤的极佳候选材料。

综合考虑降解性在软骨修复和替代材料中的不同需求,可以设计出既能促进组织再生又能长期保持功能的水凝胶。这需要对水凝胶的材料、结构、降解行为,以及与生物体的相互作用有深入的了解和精确的控制。通过这种方式,水凝胶不仅在软骨工程中作为一个动态而活跃的"参与者",还能作为一个长期稳定的支持系统,为软骨修复和再生医学提供强大的工具。

3.5 水凝胶力学性能

无论是作为软骨修复还是软骨替代,水凝胶材料的力学性能是至关重要的。人体软骨的独特力学性能,包括高弹性、良好的压缩耐受性和低摩擦系数,是其在维持关节功能中发挥关键作用的基础。这些性能使得软骨能够有效地分散关节中的压力,并保持关节的顺畅运动。因此,在设计和评估模仿软骨的水凝胶时,对其力学性能进行全面的测试至关重要。这包括评估水凝胶在模拟人体关节活动中的表现,如在压缩、拉伸和剪切条件下的行为,以及在长期重复负载下的疲劳性能和摩擦性能。通过这些综合的力学性能测试,可以确保所设计的水凝胶不仅在生物相容性上符合要求,而且在力学性能上也能模拟天然软骨的关键特性,从而在实际应用中提供有效的支持和保护,促进软骨的成功修复和再生。下面将重点阐述当前软骨水凝胶的力学性能评价体系。

3.5.1 压缩性能

压缩性能是评估水凝胶在软骨修复和再生医学中应用的关键参数之一。由于软骨在人体中主要承受压力,所以模仿这一特性的水凝胶需要具有良好的压缩性能。这包括两个主要方面:弹性模量和压缩强度。弹性模量描述了材料在受到外力时的抵抗形变能力。高弹性模量意味着材料比较硬且不易形变,而低弹性模量则表示材料比较软且容易形变。压缩强度指的是材料在压缩过程中能够承受的最大应力,而不发生破裂或失效的能力。它是材料在压缩加载下抵抗破坏的指标。高压缩强度意味着材料能承受较高的压力而不被破坏,适用于需要承受重负荷的应用场合。

1. 软骨压缩性能

人体关节的软骨具有独特的力学性能,以适应其在关节中的功能需求。人体软骨的弹性模量可以根据其位置和功能有很大的变化。一般来说,人体关节软骨的弹性模量范围为 0.5~1.5MPa。这种范围确保了软骨能够提供足够的支撑力,同时保持一定的柔韧性以适应关节运动。关节软骨的压缩强度也因位置和应用而异。一般而言，人体关节软骨的压缩强度在 5~20MPa 之间。这表明软骨能够在承受相当大的压力时保持其结构完整。

天然软骨的主要功能之一是在关节中承受并分散压力，这要求替代材料具有类似的力学性能。因此，评估水凝胶的弹性模量和压缩强度，对于确保其能在生理条件下有效地支撑和保护新生组织至关重要。良好的弹性模量确保水凝胶具有足够的刚度来模仿天然软骨的负载支撑能力，而适当的压缩强度则保证在受到高压力时不会发生损坏或失效。通过这种测试，可以评估水凝胶是否能承受日常活动以及更为剧烈运动中的压力，从而确保其在长期应用中的稳定性和功能性。此外，考虑到水凝胶在实际应用中将面临复杂的生物环境，包括温度变化、生化活性和不同程度的力学负载，这些因素都可能影响材料的性能。因此，在进行压缩性能测试时，模拟这些生理条件变得尤为重要。这不仅涉及即时的压缩性能评估，还包括长期或重复负载后的性能变化，以确保水凝胶在生物体内的长期稳定性和可靠性。

2. 软骨水凝胶压缩性能测试方法

考虑到水凝胶的非均质复合体系特性，选择合适的压缩测试方法对于准确评估其力学性能至关重要。常见的压缩测试方法包括整体压缩测试（见图 3-7）、点压缩测试，以及原子力显微镜（atomic force microscope，AFM）测试等。

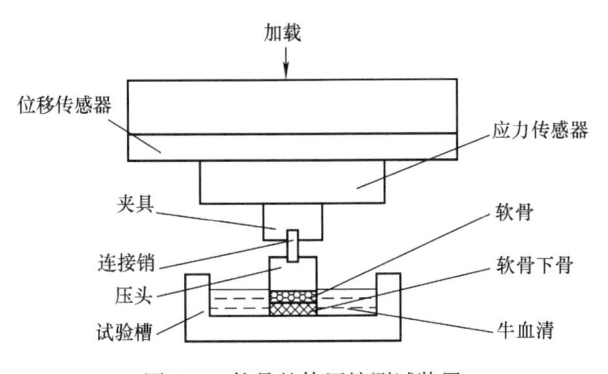

图 3-7 软骨整体压缩测试装置

这些方法各有优缺点，适用于不同的应用场景。

1）在整体压缩测试中，水凝胶样品整体受到均匀压力，因此整体压缩测试适用于评估材料的整体力学响应，如弹性模量和压缩强度。该方法可能无法揭示材料内部结构的局部差异和非均质性。整体压缩测试通常用于标准化力学性能评估。

2）点压缩测试关注材料在特定点或小区域的响应，能够提供材料局部性质的信息，特别是在非均质或多相材料的情况下。该方法不适用于评估材料的整体力学行为。点压缩测试适用于研究复合材料或非均质结构内部的局部力学特性。

3）AFM 测试通过微观尺度上的探针施加压力，测量材料的局部机械响应。AFM 测试可提供非常精细和高分辨率的力学信息，适用于研究材料的微观结构和性质。但是，AFM 测试技术要求高，且测试结果可能受限于局部区域的代表性。AFM 测试常用于研究纳米尺度的材料性质，如单个聚合物链或纳米颗粒的力学行为。

考虑到水凝胶通常是非均质的复合体系，选择哪种压缩方式取决于测试的具体目的和水凝胶的特定应用。例如：如果目标是评估水凝胶的整体力学性能，那么整体压缩测试可能更加合适。对于需要了解材料内部结构或特定区域性质的应用，如局部载药或具有梯度结构的水凝胶，则点压缩测试或 AFM 测试可能更为适宜。

3. 压缩性能测试方法的具体步骤和考虑因素

（1）样品准备　确保水凝胶样品尺寸和形状的一致性，这对测试结果的可比性至关重要。通常，样品应准备成标准尺寸的圆柱形或立方体，可以结合相关标准进行样品准备。

（2）使用专业设备　使用精密的压缩测试机进行测试。该设备通常配备有高精度的加载系统和位移测量装置，能够精确施加和测量压力。

（3）弹性模量测定　由于水凝胶的非线性和黏弹性特性，传统的线性弹性模型可能不适用。通常弹性模量通过在初始线性区域（应力-应变曲线的初始直线部分）计算斜率来确定。其计算公式为

$$E = \sigma / \varepsilon$$

式中，E 是弹性模量（MPa）；σ 是应力（MPa）；ε 是应变。

（4）压缩强度测定　持续增加压力，直到水凝胶发生断裂或不可逆形变。压缩强度通常定义为产生这种破坏的最大应力。

（5）测试过程中的关注点　选择一个模拟生理条件的加载速率，以确保测试条件尽可能接近实际应用环境；考虑水凝胶的非线性和黏弹性特性，仔细观察其在不同压缩阶段的形变响应，以评估其实际应用中的表现；进行多次测试，以确保数据的一致性和可靠性；应用适当的非线性和黏弹性模型来分析应力-应变数据，特别是在模拟不同负载条件下性能差异的情况。

（6）结合生理条件的思考　在测试过程中，考虑模拟接近生理条件的环境，如温度和湿度，以确保测试结果与实际应用场景尽可能接近。除了即时的压缩性能，还应考虑长期应用后水凝胶性能的变化。长期或重复加载可能导致材料性能的退化，这对于确保水凝胶的持久性和可靠性至关重要。

除了上述力学测试的过程，测试数据的分析也很重要。鉴于水凝胶的非均质性和复杂的黏弹性特性，采用合适的力学模型（如黏弹性模型或非线性弹性模型）对测试数据进行分析变得尤为重要。这样的综合评估不仅有助于确保水凝胶能有效模仿天然软骨的关键力学性能，也为其在软骨修复和再生医学中的成功应用奠定了坚实的基础。

3.5.2 拉伸性能

拉伸强度指的是材料在断裂前能够承受的最大应力。它是评估材料在拉伸负荷下的性能的一个重要指标，反映了材料抵抗拉伸破坏的能力。拉断伸长率是指材料在拉伸到断裂前的最大形变与其原始长度的比率。人体关节软骨的力学性能取决于其组成和微观结构，因此拉伸强度和拉断伸长率在不同类型的关节软骨中会有所不同。一般来说，关节软骨的拉伸强度通常较低，因为它主要设计用于承受压缩负荷。拉断伸长率通常也相对较低，反映了软骨更多是为了抵抗压缩而非拉伸负荷设计的。虽然人体关节软骨在生理条件下主要承受压缩负荷，但测试其拉伸性能仍具有重要意义，应全面了解和模仿软骨的力学性能需要评估其在各种负荷条件下的行为，包括拉伸。这有助于设计出更加全面和高效的软骨修复材料。虽然压缩是主要负荷，但在某些关节活动和异常负荷情况下，软骨可能也会经历拉伸。了解材料在拉伸条件下的表现，可以帮助研究人员优化其组成和微观结构，从而提高其在多种负荷条件下的适应性和耐用性。

1. 拉伸强度和伸长率的测试方法

（1）标准拉伸测试　使用万能材料测试机（如 Instron 5544）进行标准拉伸测试。在此测试中，水凝胶样品被固定在两个夹具之间，然后均匀地拉伸直至断裂。该测试方法适用于评估大多数水凝胶样品的基本拉伸性能，尤其是当需要获取标准化、可比较的力学数据时。

（2）微拉伸测试　对于尺寸较小或需要局部特性评估的水凝胶样品，可使用微拉伸测试设备（如 Cell Scale 双轴拉伸设备）。微拉伸测试允许对微小样品或水凝胶的特定区域进行更精细的力学评估，适用于研究水凝胶的微观力学特性，或当样品尺寸限制无法进行标准拉伸测试时。

2. 水凝胶拉伸力学模型

考虑到水凝胶的物理性能，如高含水率、大形变能力和非线性行为，选择适合的力学模型对于准确计算拉伸强度和拉断伸长率至关重要。

（1）非线性弹性模型　如 Neo-Hookean 模型或 Mooney-Rivlin 模型，这些模型能够描述水凝胶在大应变下的非线性弹性行为。

（2）黏弹性模型　考虑到水凝胶的时间依赖性行为，使用 Maxwell 模型或 Kelvin-Voigt 模型等能更好地描述其在长时间尺度下的拉伸响应。

3. 拉伸性能的计算公式

拉伸强度和拉断伸长率的计算通常是基于材料在拉伸测试中的应力-应变曲线。

拉伸强度 R_m 的计算公式为

$$R_m = F/S$$

式中，F 是材料在断裂前所受的最大拉力（N）；S 是测试前样品的原始横截面积（mm^2）。

拉断伸长率 A 的计算公式为

$$A = [(l - l_o)/l_o] \times 100\%$$

式中，l 材料在拉伸到断裂点时的总长度（mm）；l_o 是材料在未受力状态下的长度（mm）。

4. 注意事项

1）在进行拉伸测试时，确保准确测量原始长度和断裂时的长度，以及记录断裂前的最大力。

2）应用上述计算公式时，要注意保持力和长度的单位一致，以确保计算结果的准确性。对于非均质或非线性材料如水凝胶，可能需要考虑其特殊的力学性能，例如在大应变下的非线性行为。在这种情况下，使用更复杂的模型（如非线性弹性模型）可能更为合适。

3）样品准备。确保水凝胶样品的尺寸和形状符合测试要求，以提高结果的准确性和可重复性。

4）加载速率。选择适当的加载速率对于模拟生理条件下的拉伸应力非常重要。

5）环境控制。考虑测试过程中的环境因素，如温度和湿度，因为它们可能影响水凝胶的拉伸性能。

6）数据分析。拉伸测试产生的应力-应变曲线提供了关于材料力学性能的重要信息，包括弹性模量、屈服强度和韧性等。

3.5.3 剪切性能

剪切性能是指材料在剪切应力（即作用于材料上的力平行于其表面）下的行为和响应。它是评估材料在实际使用条件下的重要力学性能，特别是对于那些在生物医学应用中承受多种负荷类型的材料。通常评价材料剪切性能好坏的指标有剪切强度和剪切模量。剪切强度是指材料能承受的最大剪切应力而不发生断裂或屈服的能力。它是材料在剪切负荷下的最大承载能力。剪切模量（也称为刚度模量）是材料在剪切负荷下形变程度的量度，它描述了材料在剪切应力作用下的弹性响应。人体关节软骨的剪切强度和剪切模量在不同的文献中有所差异，但通常人体关节软骨的剪切强度通常为 2~10MPa，这取决于具体的关节类型和软骨的健康状况。关节软骨的剪切模量一般在几十到几百 kPa 的范围内。尽管人体关节软骨主要承受压缩应力，但在某些运动状态下，如扭转或侧向运动时，关节软骨也会受到剪切应力。因此，了解水凝胶在剪切应力下的行为，对于确保其在模拟人体关节条件下的适应性至关重要，可以确保材料的设计在复杂生理环境下更加全面和有效。

1. 剪切性能测试方法

（1）标准剪切测试 使用万能材料测试机或专用剪切测试设备（如 GDS 标准剪切试验系统）进行标准剪切测试。在此测试中，水凝胶样品被施加剪切力，测量其形变和承受的剪切应力。

（2）流变学测试　流变学测试可以提供水凝胶在不同剪切率下的黏弹性特性信息。通过流变仪对水凝胶样品施加变化的剪切应力，记录其应力-应变响应。

2. 剪切性能的计算公式

剪切强度 τ_b 的计算公式为

$$\tau_b = F/S$$

式中，F 是施加的力（N），S 是受力面积（mm^2）。

剪切模量 G 的计算公式为

$$G = \tau/\gamma$$

式中，τ 是剪切应力（MPa）；γ 是剪切应变（形变量与样品高度的比率）。

3. 测试过程中的考虑因素

（1）样品准备　确保水凝胶样品的制备符合测试要求，以保证结果的准确性。

（2）测试环境　考虑测试过程中的环境因素，如温度和湿度，因为它们可能影响水凝胶的剪切性能。

（3）加载速率和剪切率　选择适当的加载速率和剪切率，对于模拟生理条件下的剪切应力非常重要。

（4）数据分析　应用合适的力学模型，如黏弹性模型，来分析水凝胶在剪切应力下的行为。

3.5.4　疲劳性能

在软骨水凝胶的开发中，疲劳试验是评估材料在重复应力或循环加载下耐久性的关键试验。这种试验对于模拟人体关节在日常活动中经历的重复压力非常重要，有助于确保水凝胶能够在长期使用中保持其结构和功能的稳定性。疲劳性能是指材料在长期或重复的应力（通常是低于材料断裂强度的应力）作用下的耐久性和可靠性。它主要描述了材料在经历多次循环加载后的行为，包括其抗裂纹生成和扩展的能力。疲劳性能的测试是十分重要的，人体关节在日常活动中会经历重复的压缩、拉伸和扭曲等力学负荷。因此，用于软骨修复的水凝胶需要具备良好的疲劳性能，以保证在其长期使用中的稳定性和安全性。在重复应力作用下，材料的微小缺陷可能会逐渐扩展，最终导致材料失效。良好的疲劳性能意味着材料能够抵抗这种逐渐累积的损伤。在生物医学应用中，特别是对于植入体，其疲劳性能直接影响到植入体的功能性和使用寿命。疲劳性能通常通过疲劳寿命和应力-循环数曲线（S-N 曲线）来评估。疲劳寿命是指材料在特定应力水平下，直到发生断裂或显著性能退化时所能承受的循环次数。S-N 曲线描述了材料在不同应力水平下的疲劳寿命。

1. 疲劳性能测试方法

（1）标准疲劳测试　使用疲劳测试机进行循环加载试验，模拟水凝胶在重复应力下的行为。在此测试中，水凝胶样品会经受一系列的加载和卸载循环，以评估其在长期重复负荷下的性能。

(2) 动态机械分析 (dynamic mechanical analysis, DMA) DMA 测试可以用来评估水凝胶在动态负荷条件下的力学行为，包括其储能模量和损耗模量。该方法适用于了解水凝胶在不同频率和应力水平下的动态响应。

2. S-N 曲线

疲劳性能的计算通常不涉及简单的数学公式，而是通过试验得到 S-N 曲线，该曲线反映了不同的应力水平（S）和相应的疲劳寿命（即循环次数，N）之间的关系。S-N 曲线通常通过回归分析试验数据得到。

3. 测试过程中的考虑因素

(1) 样品准备　确保水凝胶样品的尺寸、形状和组成符合测试要求。

(2) 测试环境　控制测试过程中的环境因素，如温度和湿度，因为它们可能影响水凝胶的疲劳性能。

(3) 加载条件　确定适当的加载频率和应力水平，以确保测试条件模拟实际应用中的重复负荷。

(4) 数据记录和分析　记录水凝胶在循环加载过程中的性能变化，分析其疲劳寿命和任何潜在的力学性能退化。

3.5.5 摩擦性能

摩擦性能指的是材料在接触表面之间的相对运动时所展现的摩擦行为。它通常通过摩擦系数来量化，摩擦系数反映了产生摩擦的力与施加的正向力（或压力）之间的比率。在生物医学材料，尤其是用于关节修复的水凝胶中，摩擦性能是评估其在模拟关节运动时能否提供适当润滑和减少磨损的关键指标。人体关节是高度复杂和精细调节的系统，其自然摩擦系数非常低。低摩擦系数有助于减少关节运动中的磨损，延长关节的寿命；低摩擦系数减少了关节表面的损伤，从而保护软骨免受过度磨损；低摩擦系数使关节运动更加顺畅，减少了摩擦相关的不适。人体关节的摩擦系数非常低，这是由关节的独特结构和润滑机制所决定的。在健康状态下，特别是在合适的润滑条件下（如关节液的存在），人体关节（如膝关节或髋关节）的摩擦系数通常为 0.01~0.03。这种低摩擦系数的实现，部分得益于关节液的润滑作用，它能有效减少关节表面之间的直接摩擦。关节液不仅作为润滑剂，减少摩擦，还提供营养物质给软骨，并带走代谢废物。在软骨修复水凝胶的开发中，模仿人体关节的低摩擦特性至关重要。高效的软骨修复材料应能模仿自然关节的低摩擦特性，以减少关节内的磨损和提高运动效率。低摩擦系数有助于减少植入材料的磨损，延长其在体内的使用寿命。

1. 摩擦系数计算公式

摩擦系数 μ 的基本计算公式为

$$\mu = F_f / F_n$$

式中，F_f是摩擦力，即在接触面之间产生的阻力（N）；F_n是正向力（或压力），即垂直于接触面的力（N）。

2. 摩擦系数的测试方法

（1）平板滑动试验　在此试验中，测试样品被固定在一个平板上，而另一个材料或样品在其上以固定的负荷和速度滑动。操作如下：测量在接触面之间产生的摩擦力，并与施加的垂直负荷进行比较。这种方法适用于大多数材料，包括软骨水凝胶和其他生物医学材料（见图3-8）。

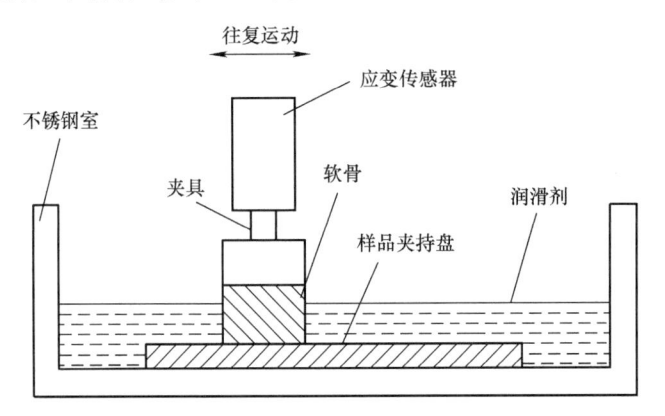

图3-8　平板滑动试验——软骨摩擦力学测试装置

（2）旋转摩擦试验　一块材料样品被放置在旋转的圆盘上，而另一块材料则施加垂直负荷并保持静止。测量旋转产生的摩擦力，并计算摩擦系数。这种方法适用于评估润滑条件下的摩擦性能，尤其适合模拟关节等生物系统的摩擦环境。

（3）四球试验机　这是一种用于评估润滑油和润滑剂的标准测试方法，但也可以用于评估材料表面的摩擦性能。一球固定，而另外三球在其周围旋转，测试在特定压力和转速下的摩擦性能。该方法适用于评估润滑条件下的摩擦和磨损。

（4）三点弯曲摩擦试验　样品被置于两个支点之间，而第三个接触点（通常为圆球形状）沿样品表面滑动。测量在三点弯曲条件下产生的摩擦力，以评估材料在受力变形时的摩擦性能。该方法适合评估材料在非平坦表面或非标准形状下的摩擦性能。

3. 测试过程中的考虑因素

1）确保水凝胶样品的制备符合测试要求，同时控制测试过程中的负荷、速度和环境条件（如温度和湿度）。

2）选择适当的对偶材料，来模拟水凝胶在实际应用中可能遇到的接触情况。不同的接触材料，所得到的软骨摩擦系数差异很大（见图3-9）。

3）考虑在有润滑和无润滑的条件下进行测试，以更全面地评估水凝胶的摩擦性能。

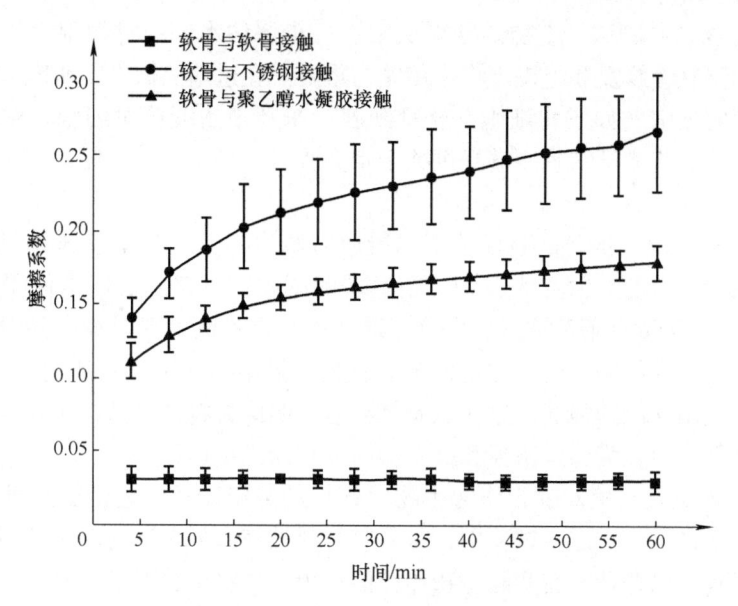

图 3-9 软骨与其他材料之间摩擦系数随时间变化曲线

3.6 水凝胶生物学评价

在软骨水凝胶的研发和应用过程中，进行全面而深入的生物学评价是一个必不可少的环节，其重要性不仅体现在确保水凝胶的生物安全性，还包括评估其在促进组织修复和再生方面的潜力。这一评价过程通常包括从细胞层面的相容性测试到更高层次的临床前动物模型试验，每个阶段都严格遵循国际认可的标准和指南，以确保测试结果的准确性和可靠性。

（1）细胞毒性测试　在生物学评价的初级阶段，细胞毒性测试是基础且关键的步骤。这一测试的目的是确认水凝胶材料对细胞不产生有害影响，即材料不会引起细胞的死亡或功能障碍。根据 GB/T 16886.5—2017《医疗器械生物学评价 第 5 部分：体外细胞毒性试验》进行测试，如细胞毒性测试和细胞活/死染色等，可以有效评估水凝胶对细胞生存和增殖的影响。细胞毒性测试的结果直接关系到水凝胶是否适合进一步的生物医学应用，因此这一步骤是水凝胶生物评价中不可或缺的。

（2）溶血测试　这一测试关注的是水凝胶与血液的相互作用，特别是水凝胶是否会引起红细胞的破裂。溶血测试对于评估水凝胶的血液相容性至关重要，尤其是对于那些可能与血液直接接触的植入材料。根据 GB/T 16886.4—2022《医疗器械生物学评价 第 4 部分：与血液相互作用试验选择》进行测试，通常通过测量血液样品中的游离血红蛋白来评估溶血情况，这有助于确定材料在血液环境中的安全性。

（3）生物诱导测试　生物诱导测试则进一步评估水凝胶对细胞生长和分化的影响，这对于软骨修复和组织工程应用尤为重要。在这些测试中，研究人员通常使用特定类型的细胞（如成骨细胞、软骨细胞）来评估水凝胶对细胞增殖、迁移和分化的影响。这些测试结果能够提供关于水凝胶材料是否支持或促进组织再生的关键信息。

（4）抗菌试验　抗菌试验评估了水凝胶对微生物生长和繁殖的抑制能力，这对于软骨植入材料的开发尤为关键。在这些测试中，研究人员通常使用特定菌株（如大肠杆菌、金黄色葡萄球菌、白色念珠菌等）来检测材料对细菌黏附、生物膜形成及代谢活性的影响。通过测定抑菌圈直径、最小抑菌浓度或活菌计数等参数，可量化材料抗菌性能的强弱。这些试验结果能够明确材料是否具备有效抑制或杀灭病原微生物的能力，为感染防控和抗菌材料的功能优化提供参考。

（5）植入试验　植入试验作为生物学评价的高级阶段，通常通过动物模型或临床前试验来进行。在这些试验中，水凝胶材料被植入到选定的动物模型中，如大鼠、兔子或猪，以评估其在实际生物体内的表现。这些试验不仅考察水凝胶的生物相容性，还评估其在实际应用中的功能性，如软骨修复能力、细胞迁移和增殖，以及组织整合情况。动物试验的结果为水凝胶材料的临床应用提供了重要的数据支持，有助于进一步优化其设计和配方。

3.6.1　细胞毒性试验

细胞毒性测试是评估材料生物相容性的基础和起点，确定新开发的生物医学材料是否安全对人体细胞至关重要。此测试的核心是评估材料是否对人体细胞有害，特别是对于那些预期用于体内应用的材料。一个材料如果在细胞水平上表现出毒性，那么它很可能对整个生物体造成伤害。因此，细胞毒性测试是筛选和评估生物医学材料安全性的第一步。

1. 细胞毒性试验方法

细胞毒性测试一般按照 GB/T 16886.5—2017 进行，该标准提供了一系列用于评估材料对细胞影响的测试方法，包括但不限于四唑氮蓝法（MTT）、乳酸脱氢酶法（LDH）、细胞计数试剂法（CCK-8）和阿尔玛蓝法等。每种方法都有其独特的关注点，如细胞存活率、细胞膜完整性或细胞功能。对于软骨水凝胶的细胞毒性测试，常见的方法包括直接接触法和浸提液法。直接接触法适用于评估水凝胶材料直接与细胞接触时的毒性效应，浸提液法用于评估水凝胶释放的物质对细胞的潜在毒性。直接接触法和浸提液法的优缺点见表3-1。

2. 直接接触法

（1）样品准备　将水凝胶切割成适当大小的样品，在无菌条件下彻底清洗，并对水凝胶进行灭菌处理。

第3章 水凝胶性能表征

表 3-1　两种细胞毒性测试方法对比

项目	直接接触法	浸提液法
优点	更接近实际应用条件；直观评估材料对细胞的影响；适用于评估材料表面特性	标准化程度高；可控制暴露浓度；适用于溶出物或释放物的毒性评估
缺点	无法控制暴露剂量；有些材料难以直接接触细胞	不完全反映实际接触情况；可能忽略材料的物理性能对细胞的影响
应用场景	适用于表面涂层、薄膜或其他直接与细胞接触的材料	适用于评估可能释放出有害物质的材料；适用于溶解性材料的评估
常用测试	四唑氮蓝法、乳酸脱氢酶法等	四唑氮蓝法、阿尔玛蓝法等

（2）细胞种植　将细胞（如软骨细胞）播种于水凝胶表面。

（3）孵育　在标准条件下孵育一定时间，例如 24h 或 48h（梯度时间通常为 1d、3d、5d、7d）。

（4）MTT 或 CCK-8 测试　移除水凝胶样品，添加 MTT 或 CCK-8 试剂，按照制造商的说明书孵育一定时间。

（5）结果分析　通常通过分光光度计测量样品的吸光值，以评估细胞活性。

3. 浸提液法

（1）提取物准备　将灭菌后的水凝胶样品放置在细胞培养基中，并在特定条件下孵育，如 37℃下孵育 24h。

（2）细胞种植　将细胞播种在培养板中，并使其附着基地板上。

（3）暴露细胞　移除原始培养基，用含有水凝胶提取物的培养基替换。

（4）孵育和测试　在标准条件下孵育，之后进行 MTT 或 CCK-8 测试，与直接接触法类似，测量吸光值，以评估细胞存活率。

根据 GB/T 16886.5—2017，评估材料细胞毒性的常用方法是比较测试样品组（即含有测试材料的样品）和对照组（通常是不含测试材料的样品，即空白组）的细胞存活率。细胞毒性的评价通常基于细胞存活率的百分比差异。具体来说，如果测试样品组的细胞存活率至少达到对照组的 80%，则可以认为测试材料是无细胞毒性的。这一标准提供了一个基线，用于判断材料是否对细胞具有潜在的有害影响。重要的是，这一评价标准应结合具体的试验设计和条件来考虑，包括细胞类型、培养条件、样品处理方法等。某些情况下，可能还需要进行更深入的分析，如考虑细胞功能变化、形态变化或特定生物学标志物的表达等。

在整个试验过程中，应该确保整个测试过程在无菌条件下进行。另外，除了试验组也需要设定设置适当的阳性对照（如已知的细胞毒性物质，在直接接触法中，通常将细胞种植在用有机锡添加的聚氯乙烯孔板中。在间接接触中通常采用苯酚稀释液作为阳性对照）和阴性对照（如无任何处理的细胞，通常为种到高密度聚乙烯上的细胞。在间接接触中通常采用常规完全培养基作为阴性对照）。

为了评估所制备的 PVA/Col-Ⅱ 复合水凝胶体外细胞毒性，利用 CCK-8 法分别通过直接接触法和间接接触法（浸提液）两种方法，测定了原代乳鼠细胞在不同比例 PVA/Col-Ⅱ 复合水凝胶的增殖能力变化。试验结果证实，添加 Col-Ⅱ 能够显著增强 PVA 水凝胶的细胞活性，如图 3-10 所示。

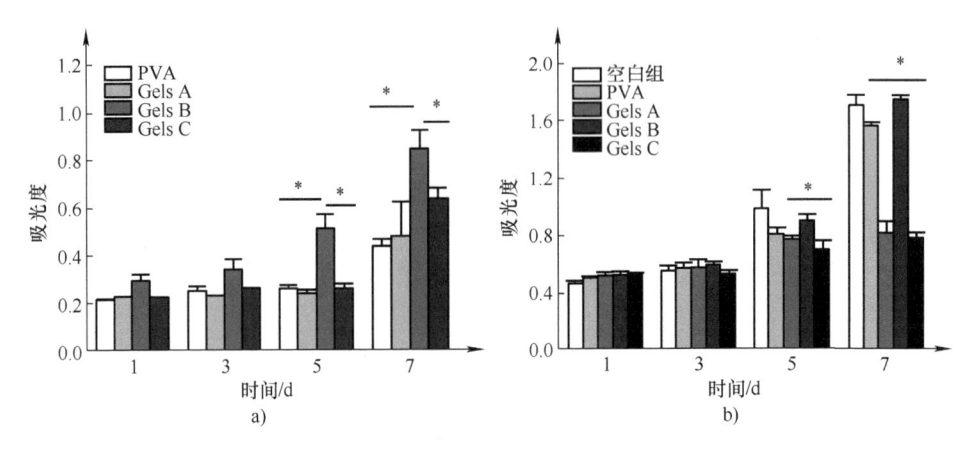

图 3-10 CCK-8 增殖结果

a) 软骨细胞在不同水凝胶表面上的 CCK-8 增殖结果　b) 软骨细胞在浸提液下的 CCK-8 增殖结果

注：* 表示经统计学比较后具有显著差异，$p<0.05$。

细胞毒性测试在评估新开发材料，特别是用于医疗和生物医学应用材料的安全性方面发挥着至关重要的作用。这类测试不仅是生物相容性评价的初始步骤，更是确保材料对人体细胞无害的基本保证。对于软骨水凝胶这样的材料，细胞毒性测试特别重要，因为它们直接涉及将材料植入人体内部的应用场景，如组织工程和软骨修复。通过细胞毒性测试，研究人员可以评估水凝胶是否会释放对细胞有害的物质，或其本身结构是否会对细胞造成伤害。总之，细胞毒性测试在医疗材料研发过程中扮演着一个关键角色。它不仅确保了材料的安全性，还有助于提高材料的生物相容性和有效性。对于软骨水凝胶这样的生物医学材料而言，进行全面且严谨的细胞毒性评估是确保其在临床应用中安全有效的先决条件。通过这些评估，研究人员能够识别和解决潜在的毒性问题，同时增强对材料生物行为的理解，从而设计出更优质、更适合人体应用的生物医学材料。在今天快速发展的生物医学领域，随着新材料和新技术的不断涌现，细胞毒性测试的重要性更是显著。这不仅仅是一个单纯的安全性评估过程，更是一个不断学习和优化的过程。随着对材料如何与人体细胞交互的深入理解，细胞毒性测试不断进化，以适应更复杂的材料系统和更高的安全标准。因此，细胞毒性测试是连接材料科学与生物医学的桥梁，为创造更安全、更有效的医疗解决方案提供了坚实的基础。

3.6.2 溶血试验

溶血测试是生物医学材料生物相容性评估的重要组成部分，尤其对于直接接触血液或植入体内的软骨水凝胶而言。该测试旨在评估材料是否会引起血液中红细胞的破裂或损伤，从而影响血液的正常功能。软骨水凝胶的溶血性能是决定其安全性和适用性的关键因素之一，因为任何对红细胞的破坏都可能导致严重的生物学后果。

溶血测试通常按照 GB/T 16886.4—2022 进行，该标准为医疗器械与血液接触材料的血液相容性测试提供了指南。该标准介绍了多种评估材料溶血性的方法，包括直接接触法和间接接触法（浸提液法）测试。

1. 溶血试验步骤

（1）样品准备　将软骨水凝胶样品切割成适当的尺寸。在无菌条件下彻底清洗样品，以去除可能影响测试结果的杂质，并对材料进行灭菌处理。

（2）提取物的制备　将清洗后的水凝胶样品放置在模拟生理条件的培养基中（如磷酸盐缓冲盐水）。在37℃条件下孵育24h，以允许任何可溶性成分从水凝胶中释放到培养基中。

（3）血液的准备　使用新鲜的哺乳动物全血（如兔血），并在抗凝剂（如肝素）的存在下处理。

（4）溶血测试　将准备好的提取物与血液混合。在特定条件下孵育，通常是37℃下孵育一段时间（如1h），然后离心混合物，以分离血细胞和血浆。

（5）分析　通过分光光度计测量上清液中的游离血红蛋白浓度。游离血红蛋白的浓度是评估溶血率的关键指标。溶血率的计算基于血液样品中血红蛋白释放量的比较。

（6）对照组　设置阳性对照（如用蒸馏水处理的血液，预期完全溶血）和阴性对照（如用生理盐水处理的血液，预期无溶血）。

（7）结果评估　溶血率的通常按[（样品吸光度－阴性对照吸光度)/(阳性对照吸光度－阴性对照吸光度）]×100% 计算。溶血率小于5%，通常认为是无溶血性。

2. 注意事项

1）确保所有试剂和材料都是无菌的。

2）注意温度和时间控制，以确保测试的一致性和可重复性。

3）在分析和解释结果时，要考虑可能的试验误差和生物学变异。

4）通过这些步骤，可以评估软骨水凝胶对血液的相容性，确保其在临床应用中的安全性。

组织缺损再生过程中一个重要的环节就是血管的重塑，当前研究可以采用人工血管去建立新生血管。人体组织中微血管网络是最重要的循环节点，但是当前针对微小直径的血管构建仍旧存在诸多问题。采用同轴打印技术制备了基于聚乙烯醇/海藻酸（PVA/Alg）的小口径血管。该研究采用 PVA/Alg 混合溶液作为打印的壳层材料，氯化钙/硫酸铜/硼酸的混合溶液作为同轴打印的芯层材料。以一定的打印速度将两种生物墨水挤入同轴喷嘴中，打印至充满交联剂的接收平台。借助 Alg 可以与 Ca^{2+}/Cu^{2+} 快速发生离子交联，PVA 可以与硼酸快速共价交联的特性，实现在喷嘴处的快速制备出中空管状结构。对初步成型好的打印体进行三次冷冻解冻处理，通过冷冻解冻技术加强 Alg 高分子网络与 PVA 高分子网络之间的氢键作用，提高构建体的各方面性能。将打印好的构建体浸泡于壳聚糖溶液（CTS）中，借助聚阴离子材料与聚阳离子溶液之间发生的静电相互作用，排出体系内的水分。经打印后处理后的打印体发生了尺寸上的收缩，实现无须改良打印设备，调整打印配方的简易提高打印分辨率的制备预期。对所制备的人工血管做了综合性的生物学评估，包括抗菌性、血液相容性、细胞增殖、迁移和细胞活性及小鼠在体成血管试验，验证了所制备小口径血管具有优良的生物学性能。图 3-11 所示为基于同轴打印技术制备的 PVA/Alg 人工小口径血管的血液相容性分析。

3.6.3　生物诱导试验

生物诱导测试用于评估水凝胶是否具有促进或支持细胞生长、迁移，以及干细胞向软骨细胞分化等生物学功能。这些功能对于软骨损伤修复和再生至关重要，因为理想的软骨修复材料应该能够有效促进软骨组织的再生和修复。其具体测试方法跟细胞毒性测试方法一致。

1. 细胞迁移

细胞迁移是软骨修复和再生过程中的关键步骤。在损伤修复期间，细胞需要迁移到受损区域，以促进新组织的形成和伤口愈合。一个有效的软骨修复水凝胶应该能促进软骨细胞的迁移，这是其生物相容性和功能性的重要指标。材料表面特性、化学组成和微观结构都会影响细胞的迁移行为。通过了解水凝胶如何影响细胞迁移，可以优化其设计，使其更有效地支持软骨修复过程。例如：通过调整水凝胶的孔隙结构或化学修饰，可以创建一个更有利于细胞迁移和增殖的环境。其测试方法如下：

（1）划痕试验　在细胞层上划出一个直线划痕，模拟一个伤口，然后观察细胞如何填补这个空缺。操作步骤：在培养皿中形成稳定的细胞单层。使用细胞划刮器或类似工具在细胞层上划出一个直线划痕。清洗细胞以移除游离的细胞和碎片。将水凝胶样品添加到培养系统中。在特定时间点观察和记录细胞迁移到划痕区域的情况。通常使用显微镜进行定期观察，并使用图像分析软件评估迁移程度。

（2）转移试验　使用具有多孔隔膜的转移培养皿，细胞通过隔膜的孔穿越到另一侧。操作步骤：将细胞种植在转移培养皿的上层室，将含有水凝胶样品的培养基放置在下层室。细胞受到化学梯度诱导，迁移至下层室。一定时间后，固定并染

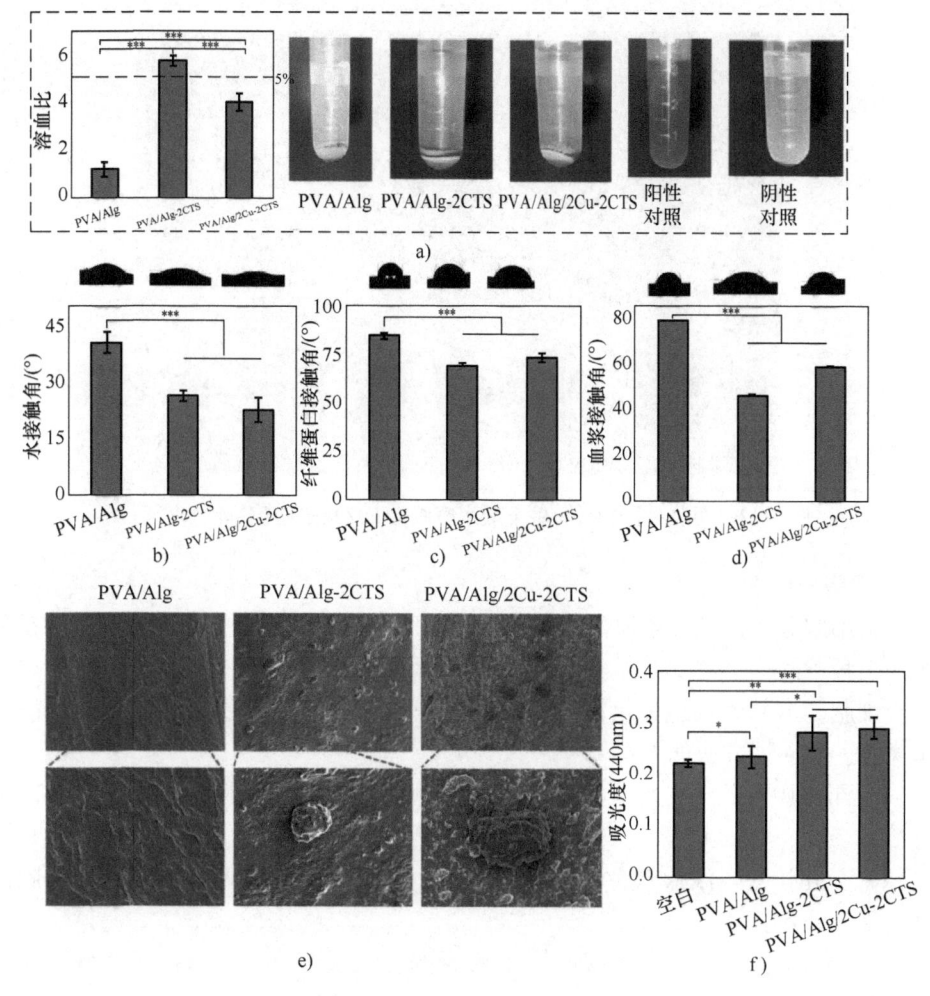

图 3-11　基于同轴打印技术制备的 PVA/Alg 人工小口径血管的血液相容性分析
　　　　a）溶血比　b）水接触角　c）纤维蛋白接触角
　　　　d）血浆接触角　e）血小板黏附　f）乳酸脱氢酶
　　　注：*表示经统计学比较后具有显著差异，其中，*表示 $p < 0.05$，
　　　　　**表示 $p < 0.01$，＊＊＊表示 $p < 0.001$。

色穿越隔膜的细胞，然后进行计数或显微镜下观察。

设计了一种基于在明胶和海藻酸钠（G/SA）中进入不同比例的单宁酸（TA），对其促细胞迁移能力进行了表征。如图 3-12 所示，在覆盖有 L929 细胞的培养皿上划了一道划痕。经过第一天的细胞迁移，水凝胶组的空白区域明显少于空白组。在第二天，水凝胶组的划痕几乎被细胞占据，而空白组的划痕没有完全消失。结果表明，制备的水凝胶对细胞友好，能够促进细胞迁移。

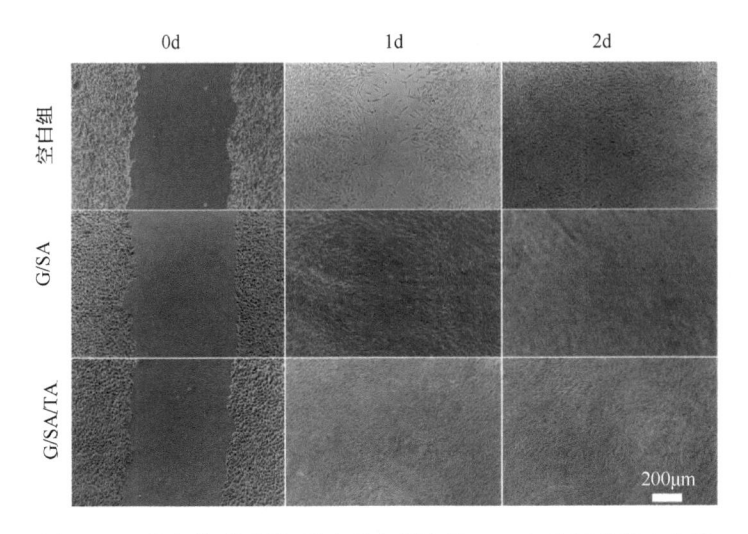

图 3-12　明胶/海藻酸钠/单宁酸水凝胶促 L929 细胞迁移能力表征

2. 细胞分化

评估细胞分化，尤其是评估水凝胶对干细胞向软骨细胞分化的诱导能力，是软骨组织工程中的一个重要方面。测试目的是衡量水凝胶是否能诱导干细胞（如间充质干细胞）向软骨细胞分化，评估水凝胶是否有助于形成具有正常软骨功能的细胞类型。其测试方法如下：

（1）干细胞培养　在水凝胶中种植干细胞，并在适合软骨分化的培养条件下进行培养。

（2）分化诱导　添加软骨分化诱导因子，如 TGF-β、BMP 等，促进干细胞向软骨细胞的分化。

（3）基因表达分析　使用实时定量聚合酶链式反应（PCR）技术，分析软骨特异性基因的表达。

（4）蛋白质表达分析　通过免疫细胞化学或西方印迹等技术，评估软骨特异性蛋白质的表达。

（5）组织学分析　使用特定染色方法（如 Alcian 蓝染色）观察软骨基质的形成。

3. 测试注意事项

（1）培养条件　确保培养条件（如温度、CO_2 浓度、培养基组成）适合目标细胞类型。

（2）时间点选择　不同的时间点可能反映不同的细胞反应，因此应根据试验目的选择适当的时间点进行分析。

（3）对照组设置　包括未处理的细胞和/或已知促进细胞行为的材料作为对照。

碱性磷酸酶（ALP）是早期骨分化标志之一，检测了双相 PVA 水凝胶中仿生软骨下层对 MC3T3-E1 细胞早期成骨分化的影响，进行了碱性磷酸酶活性 7d 和 14d 的测试，如图 3-13 所示。细胞经过 7d 的诱导分化，其 ALP 含量在不同水凝胶上没有明显差别，但是经过 14d 的诱导，细胞在添加了双相磷酸钙（BCP）组具有较高的 ALP 活性，这说明 BCP 能够促进骨分化。值得注意的是，细胞在其他三组水凝胶上的 ALP 活性均要高于空白组。

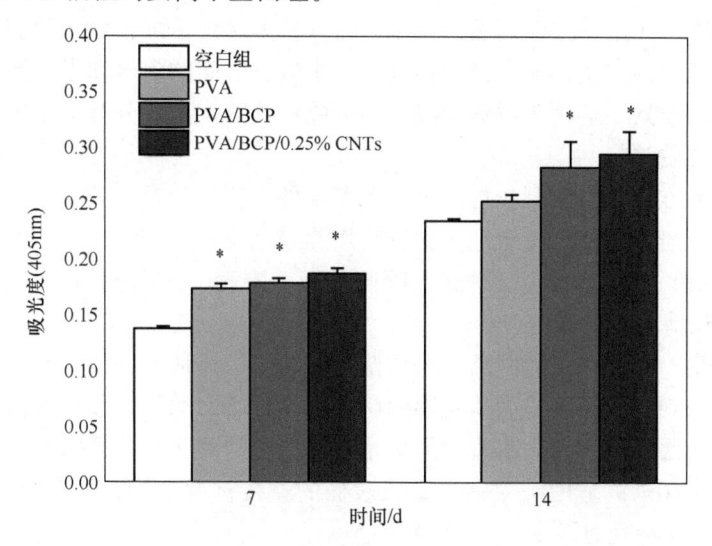

图 3-13 细胞在 PVA 基水凝胶孵育 7d 和 14d 的 ALP 活性
注：∗表示经统计学比较后具有显著差异，$p<0.05$。

生物诱导测试不仅反映了水凝胶的基本生物相容性，而且提供了关于其促进细胞活动，特别是在软骨再生方面的综合信息。因此，生物诱导测试在软骨水凝胶的研发过程中具有不可或缺的重要性，它可帮助研究人员理解材料如何与生物系统相互作用，优化水凝胶的性能，以满足临床应用的需求。通过这些细致的评估，可以确保开发出的软骨水凝胶不仅在实验室环境中表现良好，而且在实际的生物医学应用中，尤其是在促进软骨修复和再生方面，能够达到预期的效果。

3.6.4 抗菌试验

在软骨水凝胶的研发过程中，评估软骨水凝胶的抗菌性能是确保其临床安全性和有效性的关键步骤。软骨水凝胶不仅仅需要具有结构功能性，另外对于其生物功能性也有了极高的要求，其中具有良好的抗菌性能就是评价的重要一环。抗菌试验能够验证水凝胶是否能有效抵抗或减少细菌的增长，特别是针对常见的致病菌（如金黄色葡萄球菌和大肠杆菌），防止植入材料相关的感染，提高其在临床使用中的安全性。

1. 浸提液法

（1）提取液准备　将水凝胶样品浸泡在适当的培养基中，并在37℃下孵育一定时间（通常24h）以制备提取液。

（2）细菌培养　使用特定细菌株（如金黄色葡萄球菌）进行培养。

（3）测试　将提取液与细菌接触，孵育一定时间后，通过菌落计数或其他微生物学方法评估细菌的生长。

（4）观察　经过一定时间后，采用菌落计数方法评估细菌数量的变化。

（5）显微观察　使用显微镜观察细菌在水凝胶表面的附着和生长情况。

（6）适用场景　适用于评估水凝胶中可能释放的抗菌成分对细菌生长的影响。

2. 直接接触法

（1）样品准备　将水凝胶样品置于无菌条件下。

（2）细菌培养　使用特定细菌株进行培养。

（3）测试　将细菌直接接触到水凝胶表面，孵育一定时间后，评估细菌在样品表面的生长情况。

（4）观察　经过一定时间后，采用菌落计数方法评估细菌数量的变化。

（5）显微观察　使用显微镜观察细菌在水凝胶表面的附着和生长情况。

（6）透明圈测试　评估水凝胶周围是否形成了抑菌区，即透明圈。

（7）适用场景　适用于评估水凝胶表面的直接抗菌效果，尤其是当抗菌性能依赖于材料表面特性时。

3. 注意事项

（1）菌株选择　应选择临床相关的细菌株进行测试，如常见的皮肤和软组织感染菌株。

（2）无菌操作　确保整个测试过程在严格无菌的条件下进行，以避免交叉污染。

（3）控制组设置　应设立适当的阴性和阳性控制组，以确保测试结果的准确性。

（4）重复性测试　进行多次重复试验，以确保数据的可靠性和一致性。

4. 试验标准

抗菌试验有相关的国家标准，这些标准为评估医疗材料的抗菌性能提供了指导和标准化的测试方法。常用的标准有：GB/T 21510—2024《纳米无机材料抗菌性能检测方法及评价》、GB/T 20944.1—2007《纺织品 抗菌性能的评价 第1部分：琼脂平皿扩散法》、GB/T 20944.2—2007《纺织品 抗菌性能的评价 第2部分：吸收法》、GB/T 20944.3—2008《纺织品 抗菌性能的评价 第3部分：振荡法》、GB/T 28116—2011《抗菌骨质瓷器》和GB/T 39101—2020《多肽抗菌性测定 抑菌圈法》等。其中，GB/T 21510—2024主要用于评估纳米无机材料抗菌性能，GB/T 20944.1—2007、GB/T 20944.2—2007和GB/T 20944.3—2008主要用于评估光催化抗菌材料及制品的抗菌性能，GB/T 28116—2011 主要用于抗菌骨质瓷器的抗菌性能的测定，GB/T 39101—2020 主要用于多肽抗细菌性能和抗丝状真菌性能的测定。

作为外来植入物，水凝胶的抗菌性能也是重点关注的方面。水凝胶敷料是一层阻止伤口处组织和外部细菌接触的屏障。此外，自身具有抗菌性能的水凝胶敷料可预防伤口感染细菌，并有利于伤口愈合。盐酸小檗碱（BBR）作为模型药物载入到明胶/海藻酸钠（G/SA）水凝胶基质中，使水凝胶具有抗菌性能。采用琼脂扩散法测试了 BBR/G/SA 水凝胶对金黄色葡萄球菌的抑制效果，如图 3-14 所示。与 G/SA 水凝胶相比，载 BBR 的水凝胶周围有明显的抑菌圈，且 BBR 浓度越大，抑菌圈越大，这说明 BBR/G/SA 水凝胶对金黄色葡萄球菌有一定的抑制作用。试验中发现，水凝胶周围的培养基颜色变深，这是由于 BBR 的释放引起的。药物释放测试表明，BBR 能够保持长期稳定的释放，这也使得 BBR/G/SA 水凝胶具有长期的抗菌效果。

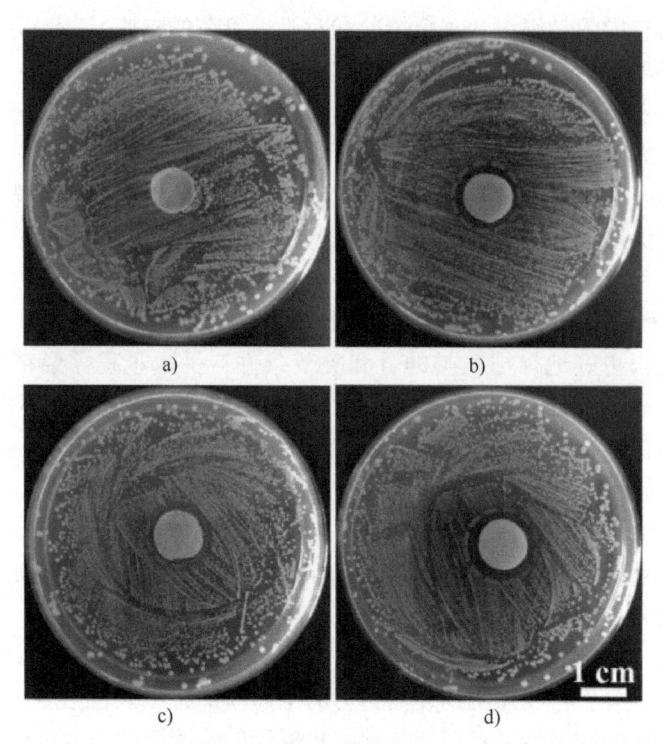

图 3-14　不同 BBR 含量的水凝胶和金黄色葡萄球菌在 37℃下共培养 24h 的抑菌圈
a) 0% BBR　b) 0.5% BBR　c) 1.0% BBR　d) 1.5% BBR

3.6.5　植入试验

植入试验是软骨水凝胶研发过程中的一个关键环节，旨在通过动物模型或临床试验来评估材料在实际生物体内的表现和效果。这类试验是理解和验证水凝胶在模拟或实际临床条件下性能的重要步骤。植入试验是评估生物医学材料，如软骨水凝胶，在真实生物环境中的表现的关键步骤。特别是对于软骨修复材料，植入试验通常分为皮下植入和骨关节植入两种，每种都有其特点和应用标准。

1. 皮下植入

皮下植入主要用于初步的生物相容性评估。将材料植入试验动物（如小鼠或大鼠）的皮下组织，观察植入区域是否有炎症、感染或其他不良反应的发生。通过组织学分析，评估植入材料与周围组织的相互作用，如纤维包膜形成程度、炎症细胞浸润等。应重点关注材料的初期生物相容性和潜在的炎症反应。

2. 骨关节植入

在较大动物模型（如兔、羊或猪）的骨缺损或关节区域植入材料，评估材料对骨和软骨修复的作用，包括新骨形成、软骨组织再生和接合情况。通过微型CT扫描、组织学和生物力学测试评估修复效果。评估材料在促进骨和软骨修复方面的能力，包括其与周围骨组织的整合情况和对机械负荷的响应。

3. 注意事项

（1）皮下植入试验注意事项　选择适合皮下植入的动物模型，通常是小型动物，如小鼠或大鼠；确保植入过程在无菌条件下进行，以避免感染；选择适当的皮下位置进行植入，避免影响动物的正常活动；根据试验设计，合理选择植入物的大小和形状；确保适当的术后护理，监测植入区域的反应，如肿胀、红斑或异常分泌物；定期观察和记录植入区域的反应，并进行适时的组织学评估。

（2）骨关节植入试验注意事项　对于骨关节植入，使用较大的动物模型（如兔、羊或猪）以更好地模拟人类的骨和关节条件；手术过程需要精确控制，以模拟临床情况；准确制造骨缺损模型，确保其符合试验目的；密切监测动物的行为和活动，观察是否有异常反应；进行长期的跟踪观察，包括影像学评估（如X射线或微型CT扫描）和生物力学测试；对植入区域进行详细的组织学分析，评估软骨和骨组织的再生情况；确保所有试验都获得相应的伦理审批，符合动物福利和伦理标准；详细记录所有试验过程和结果，以确保数据的准确性和可重复性。

4. 植入标准

植入试验应遵循相关的标准，如GB/T 16886医疗器械生物学评价系列标准。植入试验提供了关于材料在生物体内行为的全面评估，不仅包括生物相容性，也包括功能性能。这些试验结果对于指导软骨水凝胶的临床应用非常重要：①确保其在实际医疗环境中的安全性和有效性；②验证水凝胶植入后的生物相容性，确保其不引发不良生物反应，如严重的炎症或免疫反应；③评估水凝胶在促进软骨修复和再生方面的实际效果；④观察水凝胶在生物体内的长期稳定性和性能保持情况。因此，植入试验是验证水凝胶在理论研究和实际应用之间的桥梁，可确保研究成果能够转化为实际的临床治疗方法。

3.7 水凝胶材料试验标准

在软骨水凝胶的研发和评估中，遵循一系列相关标准是确保材料性能和安全性的关键。这些标准覆盖了从生物相容性、力学性能、抗菌性能到临床应用等多个方面，为材料的测试和验证提供了参考。

在生物相容性方面，GB/T 16886 医疗器械生物学评价系列标准为评估水凝胶与生物体内部环境的相互作用提供了详细的指南，包括细胞毒性、皮下植入、骨关节植入以及溶血性等多个测试项目。这些标准确保了材料在接触生物体时的安全性和适应性。对于物理和化学性能，GB/T 16886.19—2022《医疗器械生物学评价 第 19 部分：材料物理化学、形态学和表面特性表征》提供了评估材料力学性能和化学稳定性的方法和参数。这些测试对于了解材料的耐用性和适用范围至关重要。此外，针对水凝胶的特定应用，如软骨修复或药物输送系统，可能还需要遵循更专业的测试标准或行业指南，以确保其在特定应用中的性能符合预期要求。

第 4 章

天然水凝胶在软骨组织工程中的应用

软骨组织损伤和退化是一种常见的健康问题，影响着全球数百万人的生活质量。由于软骨组织本身的自我修复能力极为有限，所以寻找有效的治疗方法成为医学研究的重点。在这方面，软骨组织工程展现出了巨大的潜力。通过结合生物材料、细胞和生长因子，软骨组织工程旨在开发出能够促进软骨修复和再生的策略，以此来治疗软骨相关疾病，如骨关节炎和运动损伤。

在软骨组织工程中，天然水凝胶因其独特的物理化学属性和生物相容性而显得尤为重要。作为一种三维网络结构的高分子材料，天然水凝胶能够模拟软骨组织的自然微环境，为细胞提供一个适宜的支架，以促进细胞的黏附、增殖和分化。此外，天然水凝胶的多样性和可调性使其能够被定制，以满足特定的生物医学应用需求。随着材料科学和生物工程的进步，多种类型的天然水凝胶，如胶原水凝胶、透明质酸水凝胶、壳聚糖水凝胶、丝素蛋白水凝胶和藻酸盐水凝胶等，被开发出来并应用于软骨组织工程。这些水凝胶不仅提供了支持细胞生长的基质，还能通过物理、化学和生物途径促进软骨修复和再生。

在本章中将介绍这些天然水凝胶的来源、结构、物理化学特性及生物学行为，分析它们在软骨组织工程中的具体应用，并介绍相关的研究成果及案例。

4.1 胶原水凝胶

4.1.1 结构与交联

胶原（胶原蛋白）是人体中最丰富的蛋白质，占人体全身蛋白质总量的 $25\% \sim 35\%$。胶原的化学式为 $(Gly\text{-}X\text{-}Y)_n$，其中 Gly 代表甘氨酸，X 和 Y 可以为任意一种氨基酸，通常为脯氨酸和羟脯氨酸，少数为赖氨酸和羟赖氨酸。

1. 胶原在人体内的分布

在各种结缔组织中胶原是细胞外基质的主要结构蛋白。胶原为皮肤、肌肉、骨骼、肌腱、韧带和器官提供结构、强度和支持。它由氨基酸组成，主要是脯氨酸、甘氨酸和羟脯氨酸，形成独特的三螺旋结构。人体至少有28种不同类型的胶原，最常见的胶原类型是Ⅰ型、Ⅱ型、Ⅲ型、Ⅳ型和Ⅴ型。每种类型在人体内的分布和成分比例均有所不同，例如软骨胞外基质中最多是Ⅱ型富集，而骨骼中则是Ⅰ型。Ⅰ型胶原是最普遍的，为皮肤、骨骼和肌腱提供结构；而Ⅱ型胶原存在于软骨中；Ⅲ型胶原普遍存在于各种弹性组织中，例如胚胎皮肤、肺和血管，以及肠道、声带、膀胱和子宫等可扩张器官中；Ⅳ型胶原是所有器官基底膜的主要成分；Ⅴ型胶原是细胞表面和胎盘的主要成分之一。胶原使细胞外基质具有一定的弹性和强度，有助于组织的结构和生理完整性。随着年龄的增长，身体产生的胶原减少，胶原的质量下降，导致出现皱纹和关节活动能力下降等衰老迹象。

2. 胶原结构

胶原的氨基酸序列通常遵循甘氨酸—脯氨酸—X 和甘氨酸—X—羟脯氨酸的模式，其中"X"代表任何非甘氨酸、脯氨酸或羟脯氨酸的氨基酸。甘氨酸、脯氨酸和羟脯氨酸是形成三重螺旋结构的主要成分，它们构成了左旋的多肽螺旋，即二级结构。这些二级结构进一步扭曲形成三螺旋的三级结构，提供了坚固耐用的框架。氨基酸序列和α链的长度决定了胶原的类型。通过透射电子显微镜（TEM）、原子力显微镜（AFM）和扫描电子显微镜（SEM）可以观察到，胶原的超分子结构呈现纤维状并具有交替的明暗横纹，长度为67nm，如图4-1所示。胶原的三重螺旋结构赋予了其分子极高的稳定性，并且具备可生物降解性、低免疫原性和良好的生物相容性等特性。

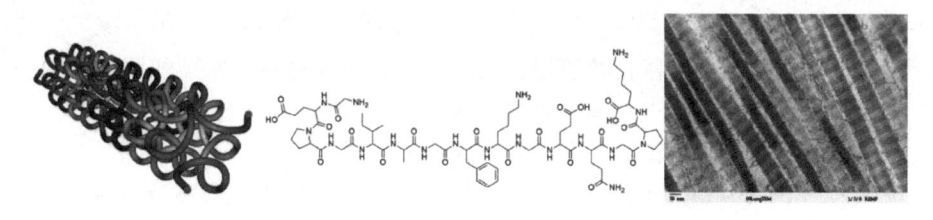

图4-1 胶原三维螺旋模型、Ⅱ型胶原化学式和胶原束的SEM图像

3. 胶原水凝胶交联方式

胶原水凝胶通过交联胶原分子形成一个能够保留大量水分或生物流体的三维网络。这些水凝胶模仿了胶原的自然属性，提供了支持细胞生长和组织再生的支架。胶原水凝胶在组织工程和再生医学中显示出巨大的潜力。它们可以定制以模仿软组织环境，促进伤口愈合和组织重塑。这些水凝胶是可生物降解的、生物相容的，并且具有低抗原性，使它们成为医疗应用的理想选择。在组织工程领域，胶原水凝胶被用来创建支架，以促进受损组织的修复或再生。它们可以通过各种物质增强，如透明质酸和硫酸软骨素等，以改善它们与细胞的相互作用，并促进特定组织的生长。胶原水凝胶的多功能性和生物相容性，使其成为软组织重建和半硬组织修复解

决方案研究和开发的基石。但该凝胶对高温的耐性脆弱、力学性能差，限制了广泛应用。为提高其力学性能，通常在制备胶原水凝胶时，用多种方法对胶原分子进行交联，增强分子间相互作用力。常见的有物理交联法和化学交联法。

（1）物理交联法　通过物理手段使胶原分子交联，主要方法包括热改性、脱氢热法、辐射交联和冷冻干燥。这种方法的优点是不会引入其他物质，保证了胶原自身的生物相容性。脱氢热法是在真空和高温下通过脱水反应形成酰胺键，从而促进胶原分子间的交联，提高材料的强度，并增加孔隙体积，有利于细胞的黏附和增殖。辐射交联是另一种物理交联方法，包括紫外线、γ辐射和电子辐射等，可以调整材料特性并保留其生物活性。这些方法主要涉及赖氨酸、羟赖氨酸和酪氨酸残基的修饰。冷冻干燥是制备胶原水凝胶的重要技术，可以通过调节冷冻过程的参数来控制凝胶的孔大小和结构。已经开发出基于冷冻干燥的技术来制备具有精细结构的胶原支架。然而，物理交联方法产生的交联程度较低，缺乏均匀性，对材料性能的改进有限。在使用物理方法交联时，胶原可能会部分变性。因此，物理交联通常与其他方法结合使用。

（2）化学交联法　通过化学反应改变胶原的结构和性质，其中交联是形成网状结构的关键过程。在提取过程中，胶原的某些化学键被破坏，使得氨基、羧基等成为反应位点，增加了反应活性。改性剂可以通过共价键等方式改善胶原纤维的性能，这些修饰通常发生在肽链末端和氨基酸残基上。在碱性条件下，胶原中赖氨酸的 ε-氨基与醛类反应形成稳定的交联键。戊二醛是研究最早的交联剂之一。戊二醛的醛基与胶原赖氨酸和羟赖氨酸残基的 ε-氨基反应，并形成希夫碱中间体。中间体通过迈克尔加成与胶原胺基团反应形成永久交联，如图 4-2 所示。戊二醛交联的胶原具有抗胶原酶性和降低免疫原性的优点，但可能存在交联剂残留导致细胞毒性。1-乙基-(3-二甲基氨基丙基) 碳酰二亚胺（EDC）是一种无毒交联剂，它在酸性条件下与胶原的羧基离子偶联，形成可溶性尿素衍生物。EDC 通常与 N-羟基琥珀酰亚胺（NHS）联用以提高效率，帮助形成酰胺交联，但不参与实际交联，避免产生有毒残留。EDC 改性可以提高胶原的稳定性，但由于活性位点有限，其

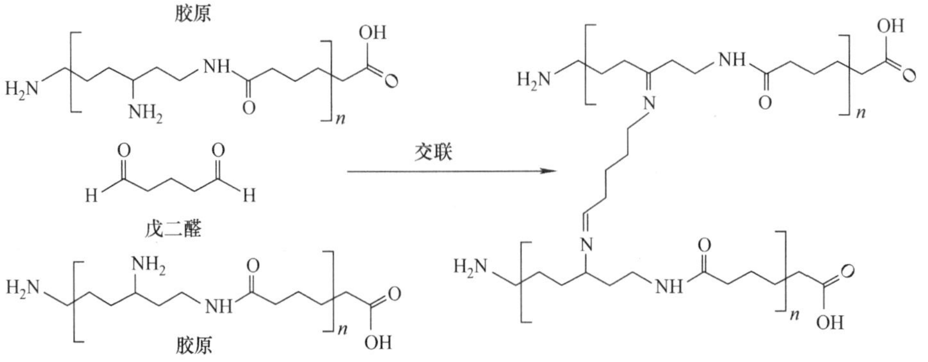

图 4-2　戊二醛交联胶原的原理

交联效果有时受限。EDC/NHS 介入的自交联可能影响材料对细胞的黏附效果。因此，在生物医学应用中，使用戊二醛和 EDC 时应谨慎。

交联剂的选择对水凝胶的最终特性至关重要。常见的化学交联剂包括戊二醛、谷氨酸等，它们通过与胶原的氨基酸残基反应来形成稳定的交联。生物交联剂（如转谷氨酰胺酶）则提供了一种更为温和与生物兼容的交联方式。交联过程的条件（如温度、pH 值、交联剂浓度）需要精确控制。不同的条件会导致水凝胶具有不同的孔隙大小、交联密度和力学性能。交联后，水凝胶通常需要通过洗涤来去除未反应的交联剂和其他可能的杂质。这一步骤对于确保水凝胶的生物兼容性和减少潜在的毒性反应非常重要。完成交联后，需要评估水凝胶的性能，包括孔隙率、水吸收能力、强度和生物降解速率。这些性能决定了水凝胶在软骨组织工程中的适用性。

4.1.2 物理化学特性

胶原、明胶和胶原水解物可从动物的皮、骨、肌腱等组织中提取制备，因而它们在氨基酸组成和某些性能上具有相似的地方，但在二级及高级结构和生物性能方面却有很大的差别。胶原是一种复杂的蛋白质，具有独特的三重螺旋结构，由三条多肽链以右手方式缠绕而成，每个螺旋周围有三个氨基酸残基。这些多肽链由两条相同的 α_1 链和一条稍有化学组成差异的 α_2 链组成，每条链含有约 1014 个氨基酸，相对分子质量大约为 100000，长度为 280nm，直径为 1.4nm。氨基酸是一种两性电解质（即同时带有可解离为负电荷和正电荷基团的电解质）。因此，由多个氨基酸组成的胶原是一种两性聚电解质。胶原肽链具有许多酸性或碱性的侧基，并且胶原每个肽链两端有 α-羧基和 α-氨基。羧基有给予质子的能力，氨基有接受质子的能力。在溶液中，随着溶液 pH 值的不同，胶原成为带有许多正电荷或者负电荷离子的蛋白质。

胶原转变为明胶的过程中，由原来规则的三股螺旋结构向无规卷曲转变，从而使其在性能上发生了巨大的变化，发生变性，变得易于溶解。同时，其许多生物活性也逐渐丧失。除了上面提到的差别之外，胶原、明胶和胶原水解物都具有一般蛋白质的化学性质，在分子中保留有自由末端氨基和末端羧基，以及侧链上的各种官能团。它们的一些化学性质与氨基酸相同，如侧链官能团的化学反应、分子的两性电解质性质等。但是，它们的性质又不等同于氨基酸性质的简单加和。胶原分子侧链上的官能团有羧基、氨基、胍基、酰胺基、羟基、咪唑基、酚基、甲硫基等，其中相对数目较多的有羧基、氨基、胍基、羟基和酰胺基，它们也是最重要的反应基团。在多肽和蛋白质分子中，氨基酸的绝大多数氨基和羧基参与肽链的形成，出现了肽键。此外，胶原及其衍生物还具有胶体性质、变性和降解等现象，都与胶原的化学性质密切相关。

胶原水凝胶是一种由亲水性聚合物组成的三维网络结构，能够在水性介质中膨胀至其平衡状态。这些聚合物通过共价键或离子力交联，形成凝胶。交联程度，即交联剂与聚合物分子重复单元之间的摩尔比，是决定水凝胶膨胀能力的关键因素。高交联程度会导致结构更为密集，从而限制聚合物链的活动性，减少膨胀。聚合物的化学结构，特别是亲水基团和疏水基团的比例，也会影响膨胀程度。水凝胶的膨胀行为不仅受交联程度的影响，还可能受到温度、离子强度和 pH 值等环境因素的影响。其膨胀动力学可以通过扩散（遵循菲克定律时）或松弛（不遵循菲克定律时）来控制。如果水分子在凝胶中的扩散速度超过聚合物链的松弛速度，则膨胀过程主要由扩散控制。

水凝胶的性能对药物应用来说，是非常重要的，可以通过调整交联程度来改变。增加交联会使凝胶更均匀但更脆弱，而适当的交联程度则能使水凝胶既有弹性又有抗性。胶原水凝胶在细胞培养中的应用尤为重要，它能够促进细胞的黏附、迁移、生长和分化，对于皮肤损伤的愈合和细胞行为具有显著作用。胶原在止血机制中也扮演着重要角色，血小板会黏附在胶原表面并聚集，激活凝血过程。这一过程取决于水凝胶中胶原的交联程度和侧链基团的电荷。胶原的构象结构对止血活性至关重要，变性胶原（明胶）无法激活血小板，而非变性胶原则能有效诱导止血。

4.1.3 生物学行为

胶原单独或与细胞外基质中的其他分子结合，在结缔组织细胞的生理和行为中发挥着重要作用。角质形成细胞和成纤维细胞是参与皮肤损伤愈合的重要细胞。因此，使用胶原水凝胶作为细胞培养基质，可改善细胞在正常和病理条件下的黏附、迁移、生长和分化。胶原与血小板之间的相互作用在止血诱导机制中起着重要作用。血小板黏附在胶原表面，它们的黏附和聚集激活凝血，启动止血。这种反应取决于水凝胶中胶原的交联度，以及侧链基团上的正负载。如果游离的胶原羧基被化学过程阻断，98% 以上的止血活性就会消失。止血还取决于胶原的构象结构。因此，变性胶原（明胶）不能激活血小板聚集，而纤维状的非变性胶原则能激活血小板，从而有效地诱导止血。一般来说，胶原与细胞之间的相互作用是伤口愈合和成人组织重塑过程中的重要现象，胶原可诱导细胞分化并维持细胞表型。

胶原的另一个重要生物特性是优异的生物相容性，它毒性低，免疫原性差。此外，胶原的抗原性也很低。抗原性低可能是因为含有芳香族氨基酸，尤其是酪氨酸。在胶原中，芳香族氨基酸的数量较少，一条链上约有三个残基的酪氨酸。为了降低或消除胶原的抗原性，在提取胶原的过程中会去除多肽链的 N 端区域。

4.1.4 软骨组织工程应用

无细胞胶原水凝胶是一种基于自体软骨再生技术的无细胞基质，可以利用胶原的结构和化学特性，吸引健康软骨中的软骨细胞迁移至水凝胶中，从而修复软骨缺损。这种方法已经在动物模型和临床患者中取得了一定的效果，但是软骨细胞在水凝胶中的分布和定植受到水凝胶的力学性能的影响，而且与含细胞胶原水凝胶相比，其效果还有待提高,同时也存在轻微的免疫反应的问题。将水凝胶与细胞相结合为修复软骨缺损提供了一种很有前途的方法。另外,胶原由于能够调节细胞免疫反应,并具有高密度的细胞黏附位点,因此已被用作细胞负载的软骨组织工程材料。

胶原水凝胶可以作为软骨细胞的载体,用于修复软骨缺损。这种方法属于自体软骨细胞移植技术,已经在临床上取得了一定的效果。然而,胶原水凝胶也存在一些局限性,如细胞分布不均匀、物理性能不足、降解速率不可控、细胞去分化等。为了解决这些问题,研究人员对胶原水凝胶进行了各种改进,主要包括以下几个方面:为了使细胞更加均匀地分布在水凝胶中,研究人员开发出诸多胶原基的3D打印生物墨水,其中应用最广泛的就是甲基丙烯酸酯明胶(GelMA)。此外,作为细胞载体,必须考虑的一个问题是胶原水凝胶的性能对软骨细胞新陈代谢的影响,如硬度水凝胶(弹性模量大于20kPa)更适合软骨细胞再生。另外,胞外基质的拓扑结构对细胞的影响也不容忽视,在生理环境中,软骨细胞的胞外基质成分叫作软骨小窝,这种类球形的小窝结构也是在仿生构建中需要重点关注的。最后,一个值得注意的问题是,含软骨细胞的胶原水凝胶中软骨细胞的去分化。软骨细胞脱分化发生在软骨细胞体外培养的二维扩增阶段。通常情况下,在培养基质中加入自体人血清、超急性血清和富血小板血浆,以诱导软骨细胞再分化。

案例一

Zhang等人开发了一种创新的纳米复合胶原水凝胶。该水凝胶以醛基化纤维素纳米晶体(a-CNC)为增强材料,用于间充质干细胞(MSC)的传递,旨在通过微创手术实现有效的软骨再生。由于关节软骨缺陷的自我修复能力有限,目前的治疗方法往往导致继发性损伤和长期疗效有限。该研究旨在通过创建一种迅速凝胶、提高强度并具有剪切变薄和自愈性质的水凝胶来克服上述问题,其通过a-CNC和胶原之间的动态席夫碱基键相互作用。研究方法包括通过过碘酸钠氧化制备a-CNC,经傅里叶变换红外光谱(FTIR)确认。在生理条件下形成的水凝胶通过FT-IR、SEM以及力学和流变学测试进行了表征,证实了席夫碱基键的形成,并揭示了具有增强力学性能的多孔微结构。体外试验显示,注射后封装的MSC细胞存活率高达约90%,明显高于a-CNC/胶原水凝胶(约40%)。体内试验表明,该水凝胶在小鼠模型中皮下注射后保持了植入物的完整性和细胞保留。结果显示出,该水凝胶具有快速凝胶、改善的弹性模量,以及显著的自愈和剪切变薄性能。封装的MSC在注射过程中保持了高存活率,并受到剪切应力的保护,使得这种水凝胶适用于微创软骨再生手术。该研究成功开发了一种具有增强力学性能和细胞存活率的自愈胶原水凝胶,为MSC在软骨修复中的微创临床应用提供了有前景的潜力。

案例二

鉴于骨软骨在生理结构和功能上的一致性,制备了三层仿生结构且具有定向成骨能力的材料。在靠近骨下层中创新性地引入了矿化胶原,来增强其生物活性和成骨矿化能力。将上述分层水凝胶材料植入到直径为5mm的大鼠大小颅骨缺损中,对其进行了 4~8 周的组织修复能力评价，如图 4-3 所示。结果显示，在植入 4 周和 8 周后，与空白组相比，三层复合水凝胶在颅骨缺损处形成了更多的新骨组织，并且新骨组织从缺损边缘向中央部分延伸。术后 8 周，三层复合水凝胶组的骨体积

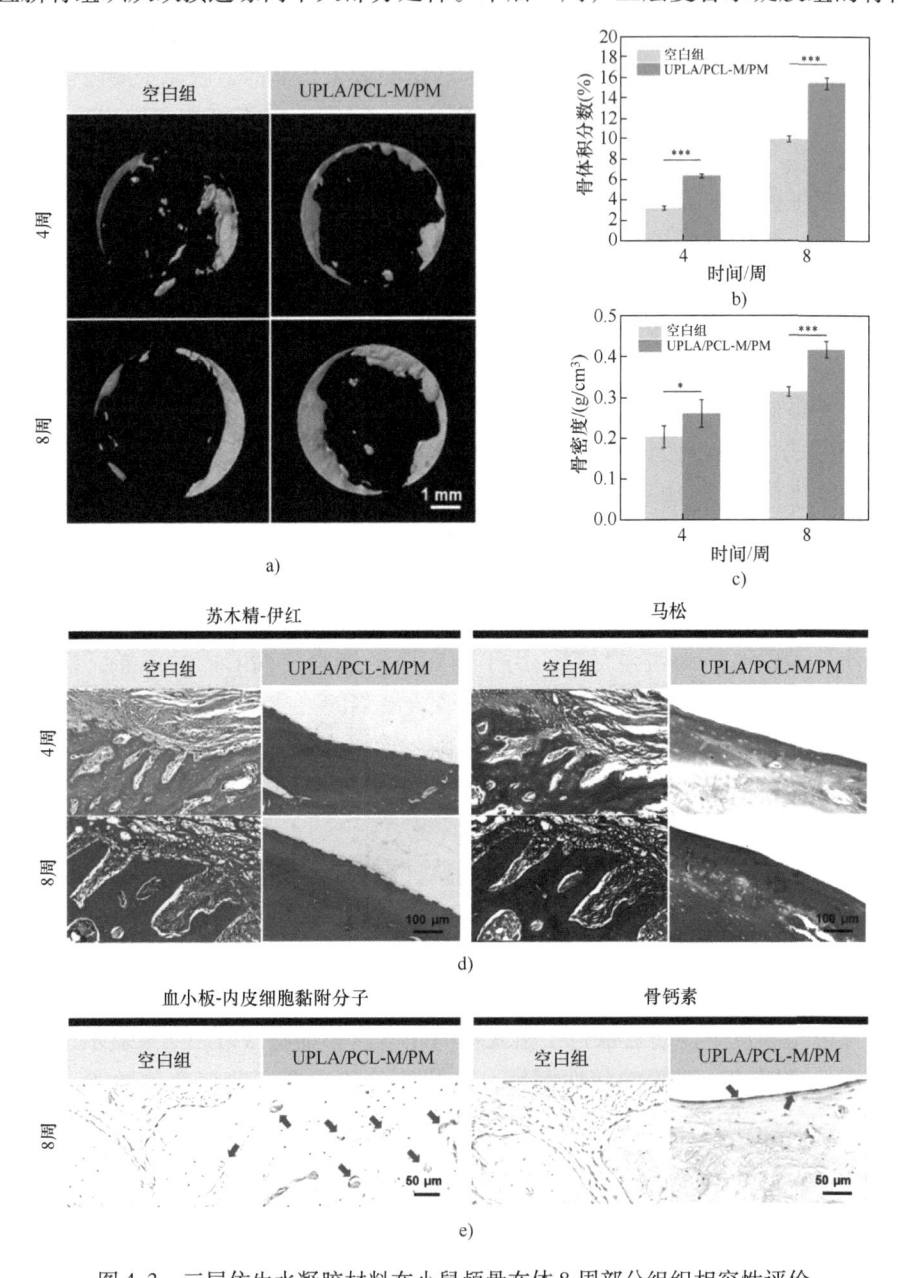

图 4-3　三层仿生水凝胶材料在小鼠颅骨在体 8 周部分组织相容性评价

a) 植入区域 Micro-CT 扫描　b) 骨体积分数　c) 骨密度
d) 苏木精-伊红和马松染色　e) 血小板-内皮细胞黏附分子和骨钙素染色

注：*表示经统计学比较后与空白组有显著差异，其中，*表示 $p<0.05$，＊＊＊表示 $p<0.001$。

分数和骨矿物质密度显著高于空白组。通过免疫组化分析，验证了这种材料结构的优异性，并且对骨缺损有促进愈合的作用。

案例三

作为结缔组织和承重组织的结构基础，具有取向的胶原纤维对组织的力学性能及生理和生化功能发挥着重要作用，但制备具有高度取向胶原结构的支架的可行方法仍须进一步研究。通过3D打印，利用取向胶原纤维结构来促进支架的机械和成骨特性，制备了不同打印角度和厚度的支架，以适应骨缺损部位，并实现个性化定制。将打印角度设置为0°、45°和90°，制备具有不同拓扑结构的胶原（ColF）支架，并分别标记为0°-ColF、45°-ColF和90°-ColF。根据天然骨中Ca与P的摩尔比为1.67，将ColF支架浸入0.5mol/L $CaCl_2$ 中溶液2h，然后浸入0.3mol/L Na_2HPO_4 溶液中2h，交替浸泡重复3次，并用去离子水冲洗以获得MCF支架，标记为0°-MCF、45°-MCF和90°-MCF。试验对照组有：空白组和利用传统流延法（TC）制备的TC-ColF和TC-MCF支架。采用扫描电子显微镜，研究了支架中纤维排列的微观形态。结果表明，胶原纤维在3D打印后从无取向变为有取向，而且，具有取向胶原纤维的支架的拉伸模量是具有无取向纤维的支架的9倍。此外，通过CCK-8试验、活/死细胞染色、碱性磷酸酶活性测试和茜素红染色，研究了取向胶原纤维对MC3T3-E1细胞增殖、分化和矿化的影响，如图4-4所示。结果表明，取向胶原纤维显著促进了细胞增殖、分化和矿化，细胞沿着纤维的方向定向增殖。综上所述，具有取向胶原纤维的矿化胶原纤维支架在骨组织工程应用中具有巨大的潜力。

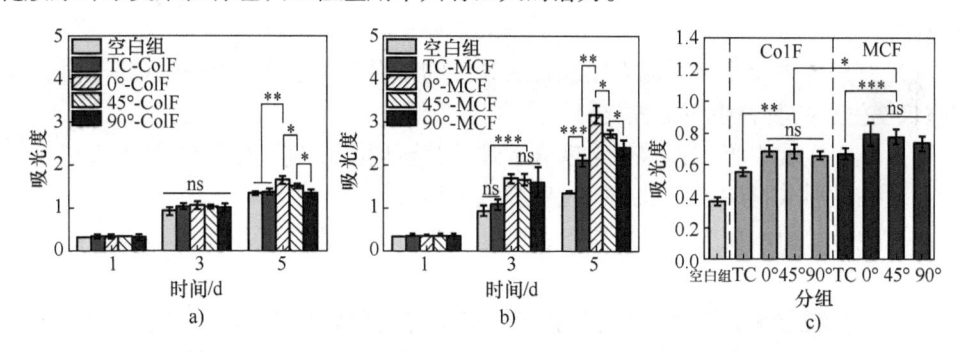

图4-4　不同取向的胶原纤维支架和矿化胶原纤维支架体外细胞活性表征

　　a）不同取向的胶原纤维支架细胞增殖　b）不同取向矿化胶原纤维支架细胞增殖

　　c）不同取向的胶原纤维支架和矿化胶原纤维支架碱性磷酸酶活性

注：*表示经统计学比较后具有显著差异，其中，*表示 $p<0.05$，**表示 $p<0.01$，***表示 $p<0.001$；ns 代表经统计学比较后无显著差异。

案例四

软骨是一种复杂的生物矿化分层结构，含有纳米羟基磷灰石和胶原。羟基磷灰石是一种天然无机成分，具有良好的生物相容性和生物结合性，常用作软骨和骨再生的组织工程材料。羟基磷灰石本身较硬，因此将其添加到胶原水凝胶中可以提高胶原水凝胶的硬度。羟基磷灰石会释放钙离子和磷酸离子，对某些矿化信号通路产生影响。以往的研究表明，在水凝胶中添加适量的羟基磷灰石纳米颗粒可提高水凝胶的弹性模量，并减缓降解速率。Dellaquila等人设计了一种羟基磷灰石/胶原复合骨再生支架，并优化了其在多层骨软骨修复的整合效果。步骤简述如下：首先羟基磷灰石纳米晶体在胶原自组装纤维上成核，并使用核糖糖基化作为胶原交联方法来调节力学和物理性能。通过选择胶原浓度、羟基磷灰石/胶原比例和交联剂含量，对支架的孔隙率、膨胀率、降解率和强度进行了系统的测试。试验结果证实上述材料在骨软骨修复领域表现优异，这也为仿生成骨过程提供了参考。

总的来说，作为天然细胞外基质的类似聚合物，胶原水凝胶可以作为载细胞材料用于软骨修复，并在体内外测试中显示出良好的效果。由于与天然细胞外基质（ECM）相似，胶原水凝胶具有低免疫原性、良好的生物相容性和生物可降解性的优点，而缺点是其强度低，诱导细胞分化的能力不足。此外，软骨损伤修复的有效性受到ECM合成的影响，如何合成具有类似于天然软骨性质的水凝胶是水凝胶设计的关键。胶原水凝胶的强度低，收缩性高，限制了它在软骨组织工程中的应用，并且也影响了其临床可用性。为了解决这些问题，采用与其他材料的结合或采用物理或化学改性的方法，来提高胶原水凝胶的力学性能，这些方法促进了胶原水凝胶在软骨组织工程中的应用。

未来，在合成理想的胶原水凝胶，以及加速临床转化方面，有几个问题需要考虑：

1）以更高效、少污染的方式获得胶原，以克服潜在的免疫原性及病毒传播的风险。

2）有机地将胶原与其他天然或合成聚合物结合起来，形成能够诱导透明软骨细胞长期生长的软骨组织工程材料。

3）真正实现组织工程软骨与软骨下骨，甚至周围组织的有机整合。

4）在注射或打印胶原水凝胶时保护载细胞。

5）促进胶原水凝胶的批量制备，这是软骨再生材料广泛用于临床应用的关键话题之一。

6）开发胶原水凝胶的3D打印技术，以实现软骨缺陷的精确治疗。

7）建立精确可靠的临床诊断标准、疗效评估原则和风险控制机制，以实现精准医疗。

4.2 透明质酸水凝胶

4.2.1 结构与交联

透明质酸（HA）是一种天然存在的糖胺聚糖，其相对分子质量在4000～10000000之间，广泛分布于多种组织的细胞外基质中。HA由重复的双糖单位组成，其化学结构式如图 4-5 所示。HA 的不同相对分子质量决定了其不同的生物活性。在胚胎发育期间，HA 含量丰富，为细胞提供支架结构、传导信号和调控细胞分化。它通过与细胞表面的 CD44 和 CD168 受体相互作用，促进细胞的增殖、

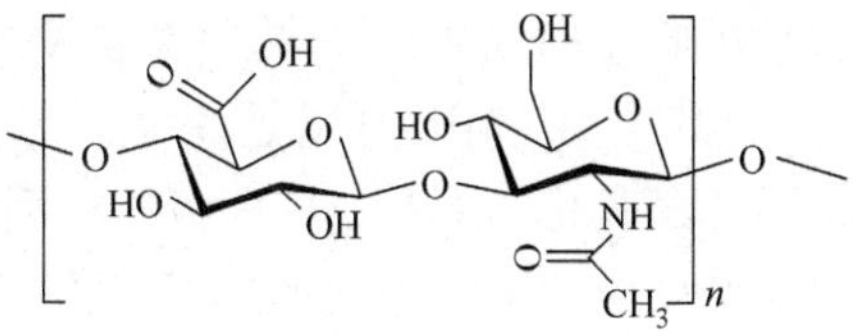

图 4-5 HA 的化学结构式

迁移和分化。高相对分子质量 HA 被认为是抗炎药，而低相对分子质量 HA 可以激活先天性免疫应答。

1. HA 生物性能

由于 HA 的生物相容性、生物可降解性，以及它和参与骨形成的细胞和生长因子的相互作用能力，HA 已成为骨再生领域中一个有前途的生物材料。HA 的关键特性之一是它能够与成骨细胞和破骨细胞上表达的细胞表面受体，如 CD44 和 HA 介导的运动性受体，以及间充质干细胞（MSC）上表达的受体结合。这些 MSC 能够分化成形成骨的细胞。此外，HA 还能与骨形态发生蛋白（BMP）和转化生长因子-β（TGF-β）等生长因子相互作用，这些因子在骨形成和再生中发挥着重要作用。

HA 因其固有的生物相容性、可降解性和无免疫原性，被视为构建水凝胶的理想原材料。作为三维培养基质，HA 水凝胶不仅能够支持干细胞的生长，还能影响其表型、活性、增殖、迁移和分化。这些生长行为与水凝胶的力学性能，特别是其黏弹性及内部结构有着密切的关系。在细胞的三维培养中，这种黏弹性对干细胞的行为产生重要影响。因此，基于 HA 的水凝胶已经成为一种有前景的生物材料，在三维细胞培养、组织工程支架和再生医学领域得到了广泛的应用。

在自然状态下，线性和可溶性 HA 的生物力学性能较差，并且在体内降解过快。为了提高 HA 的力学性能和生物稳定性，研究者们开发了多种方法来通过化学修饰官能团后对 HA 进行交联。HA 分子中常用于化学修饰的官能团包括羟基、羧基和氨基（N-乙酰氨基脱掉乙酰基后）。通常，EDC/NHS 催化体系被用来活化 HA 分子中的羧基，从而得到酯化和酰胺化产物。

2. HA 水凝胶交联方式

HA 水凝胶的合成可以通过物理交联和化学交联两种方式进行。物理交联可以通过改变 pH 值、温度、离子强度，以及利用疏水作用、氢键作用、静电相互作用和链间缠结等物理化学相互作用来实现。例如：冷冻解冻法可以用来形成 HA 水凝胶，在低 pH 值条件下，冷冻过程中 HA 分子间的静电排斥力会减弱，使得 HA 分子能够紧密排列形成水凝胶。化学交联则通常需要对 HA 进行化学改性，改性后的 HA 衍生物保留了天然聚合物 HA 的生物相容性和生物降解性。化学交联的 HA 水凝胶主要包括席夫碱交联水凝胶、光引发自由基聚合水凝胶、硫醇改性交联水凝胶和酶促交联水凝胶。席夫碱反应是一种广泛应用于水凝胶制备的方法，其反应条件

温和且反应速率高。席夫碱通常由醛或酮与伯胺简单缩合得到，其通式为 RN = CR′R″，其中 R′ 和 R″ 可以是烷基、芳基、杂芳基或环烷基。采用 $NaIO_4$ 将 HA 氧化，形成醛基化的 HA（A-HA），然后 A-HA 中的醛基与羧甲基壳聚糖中的氨基进行席夫碱反应，交联固化形成 CS/HA 水凝胶。光引发自由基聚合水凝胶通常在紫外光或可见光照射下，含有光敏基团的化合物通过分子内或分子间交联形成。这种聚合反应条件温和、过程可控、副产物少，是制备水凝胶的一种常用方法。由于 HA 分子链上含有大量羟基和羧基，可以方便地在 HA 链上引入光敏基团碳碳双键，然后通过紫外光照射进行自由基聚合反应以实现交联。硫醇改性的 HA 可以通过与半胱胺盐酸盐反应，得到的 HA 衍生物水溶液与空气中的氧气反应，形成自交联的 HA 水凝胶。

4.2.2　物理化学特性

HA 是脊椎动物结缔组织细胞外基质中的一种高相对分子质量的多糖聚合物，由 Meyer 等人于 1934 年首次从牛眼玻璃体中分离得到。HA 由 HA 合成酶合成，结构为重复的二糖单元，每个单元由 D-葡萄糖醛酸和 N-乙酰-D-葡糖胺通过 β-糖苷键连接形成。其性质十分特殊，具有良好的流变性能、润滑性、渗透性、保水作用和特殊的黏弹性。

HA 本身带有负电荷，存在于脊椎动物的结缔组织中。与结缔组织中其他糖胺聚糖不同，HA 合成于质膜而非内质网或高尔基体，故其一级结构不含肽，也是唯一没有与核心蛋白连接，没有硫酸化，也没有经过任何合成后修饰的糖胺聚糖。尽管它与其他糖胺聚糖一样由单一的多糖链组成，然而 HA 的相对分子质量通常达到数百万。HA 沿轴线形成的次级氢键，使其在空间上呈刚性的螺旋柱状结构和非极性相对疏水的面，柱的内侧存在大量的羟基有着强亲水性。这种结构赋予了 HA 出色的流变性能、润滑性、渗透性和保水作用。在水合状态下 HA 可产生特殊的黏弹性，使 HA 在医学领域有着巨大的发展潜力。

4.2.3　生物学行为

在近十几年里，HA 已经从一个简单的普遍存在于细胞外基质的多糖，发展成为一个具有复杂生物学功能的大分子，广泛应用于对细胞黏附和迁移、血管生成和形态发生、伤口愈合、炎症反应及癌症转移的研究中。同时，革新的交联方法结合新颖的加工制造技术使得 HA 水凝胶具有了可调控的结构特征、强度和生物学性质。HA 及其衍生物已经从只有简单和随机结构的被动支持性支架，转变成为有等级组织、各向异性性质和改善材料黏弹性的指导性基质，这也为其在软骨组织工程中的应用奠定了良好基础。

1. HA 水凝胶在肿瘤生物材料应用

HA 水凝胶以其在骨组织工程中的应用潜力而受到关注。由于 HA 是人体内自然存在的成分，具有非免疫原性，因此在医疗应用中使用时，能够降低不良免疫反应和排斥的风险。此外，HA 能被身体的 HA 酶等酶分解，通过调节其相对分子质量和交联程度，可以控制其生物降解速率。HA 还能与成骨细胞、破骨细胞和间充质干细胞等细胞表面受体，如 CD44 和 HA 介导的运动性的受体（RHAMM）结合，调控关节骨软骨重塑过程，而 HA 的物理和化学性质的改变可以调节这些相互作用。

采用高温热解法制备了由聚乙烯亚胺和 HA 修饰的复合磁性纳米立方体。Fe_3O_4 纳米立方体能够通过 HA 与 CD44 的受体-配体结合识别肝癌干细胞。在这个体系中，加载了一些靶向抗癌药物，试验结果也验证了该体系具有很好癌细胞抑制效果，有望成为肝癌治疗的潜在方法之一。

2. HA 水凝胶在其他生物医学领域的应用

HA 的高度水合性使其能吸收大量水分，创造出有利于细胞附着和增殖的亲水环境，这对于细胞生长和分化至关重要。同时，HA 的可修改性也非常重要，它允许通过引入官能团来进行交联和结合生物活性分子，从而定制具有所需物理和化学性能的水凝胶。HA 不仅在滑液关节中起润滑作用，还具有抗氧化和抗炎活性，能够支持其他润滑剂（如脂质）。其亲水性质还促进了骨形态发生蛋白和其他生长因子的吸附，这些因子能增强间充质干细胞的成骨分化，促进新骨组织的形成。

研究表明，HA 在体外能促成纤维细胞增殖和胶原合成，也能促进退变软骨细胞中蛋白多糖的合成；在体内 HA 能参与调节细胞运动，促进细胞迁徙；与细胞表面受体 CD44 作用，调节细胞外基质的积聚和形成；与活性氧作用，抑制吞噬细胞的功能；在细胞内 HA 影响细胞核的功能，参与染色体的重排，以及参与细胞分裂的其他过程。如今，HA 在医学领域中广泛使用，是重要的天然聚合物之一。在骨科，HA 因其良好的生物相容性、亲水性、可吸收性及抗炎活性，在缓解骨关节炎疼痛，改善关节功能等方面得到广泛应用。

此外，HA 水凝胶的力学性能可以通过调节交联程度和相对分子质量来调整，使其适用于从承重到柔性和可塑性的各种应用。HA 水凝胶还能结合生物活性分子，如生长因子和细胞外基质成分，这进一步增强了间充质干细胞的分化和新骨组织的形成，同时改善了与周围组织的整合。

4.2.4　软骨组织工程应用

HA 在软骨组织工程中发挥着重要作用，它们不仅在结构上与软骨细胞外基质（ECM）相似，还具有高流变性、保水性、优异的生物相容性以及抗氧化和抗炎特性。HA 通过多种机制调节软骨功能和修复损伤，如改善润滑性、调节炎症反应、促进细胞黏附与增殖，以及增强 ECM 的沉积和再生。HA 能识别并结合到 HA 受体（如 CD44），这对软骨保护和修复至关重要。因此，HA 已被广泛应用于治疗软骨相关疾病的商业产品中，如 Artz®、Cingal®、Durolane®、Hyalgan®、Monovisc®、

Orthovisc®、Sinovial®、Supartz® 和 Synvisc® 等。大多数相关的临床研究仍在进行中。

基于 HA 的水凝胶通过功能性改造，增强了干细胞和软骨细胞的黏附、增殖和软骨形成能力，调节炎症微环境，并促进如糖胺聚糖（GAG）、II 型胶原和蛋白多糖等 ECM 组分的沉积，有效促进软骨修复和再生。HA 水凝胶的功能性改造主要集中在其分子结构中的三个反应性官能团：羧基、初级羟基和次级羟基。这些改造包括羧基的酯化和酰化、初级羟基的酯化和二乙烯基亚砜（DVS）交联，以及次级羟基的氧化反应。

案例一

甲基丙烯酸酐（MA）具有高活性的酸酐基团和可光交联的 C═C 双键，通过酸酐基团与氨基或羟基的反应，可以很容易地接枝到天然聚合物上；此外，还可以利用功能聚合物通过光聚合反应制备水凝胶。HA-MA 水凝胶的孔径、HA 浓度、交联密度和降解率都会影响其在软骨组织工程中的应用。特别是，与其他孔径相比，中等孔径（200~250μm）的 HA-MA 水凝胶对内皮细胞增殖和迁移的促进作用最强，在软骨修复中的血管化表现最好。此外，HA-MA 水凝胶中增加 HA 的浓度，可促进软骨生成和包裹间 MSC 的 ECM 沉积，但可能会导致 ECM 分布不均。水凝胶的降解率在软骨修复中也起着重要作用。降解率高时，不利于 ECM 的保留；而降解率低时，则会抑制软骨组织的形成。与胶原水凝胶相比，HA-MA 水凝胶因其相对稳定的物理微环境，可在软骨组织工程的后期阶段维持骨间充质干细胞（BMSC）的增殖和软骨相关 ECM 的生成。然而，在软骨组织工程的早期阶段，HA-MA 水凝胶的软骨诱导活性无法与胶原水凝胶相比。为了优化 HA-MA 水凝胶在体内的降解率，Burdick 等人利用 HA-MA 和甲基丙烯酸乳酸酯-HA（MeLAHA）以及甲基丙烯酸酯己内酯-HA（MeCLHA）制备了一种具有水解和酶降解性能的混合水凝胶，通过控制水凝胶的降解性能促进了间充质干细胞向软骨生成。研究证实，MeCLHA 降解较快（7d 内完全降解），为 ECM 的沉积提供了空隙，而 HA-MA 降解较慢（56d 内降解约 40%），确保了水凝胶支架的稳定性。水凝胶中降解较快的 MeCLHA 成分会增大网孔尺寸并产生空隙，从而使新合成的 ECM 蛋白沉积并加强其分布，而 HA-MA 成分则提供结构支撑，维持支架的尺寸和形状，直到最终被包裹的细胞降解和重塑。

案例二

Feng 等人提出了一种新型生物干细胞微凝胶及相关的体内软骨修复策略。这种微凝胶可以微创方式注入软骨缺损部位，更重要的是，它能在原位自组装成三维大孔支架，不需要外部刺激。具体来说，首先合成硫醇化明胶（Gel-SH）和乙烯基磺化 HA（HA-VS），然后通过基于液滴的微流控方法将 Gel-SH、HA-VS 和 BMSC 混合在一起，再通过快速高效的硫醇-迈克尔加成反应凝胶化，生成干细胞负载明胶/HA 混合微凝胶（Gel-HA）。封装的骨间充质干细胞在微凝胶中表现出很高的活力、增殖和软骨分化潜能。体外试验证明，含有 BMSC 的 Gel-HA 微凝胶可注射而不会影响 BMSC 的活力，更重要的是，它能通过细胞间的相互连接自组装成软骨样支架。体内试验进一步证实，自组装微凝胶可抑制血管生成和肥大。Gel-HA 微凝胶和相关的软骨修复策略，即分别注射含有 BMSC 的微凝胶，并通过微凝胶自组装重建软骨缺损结构，为软骨组织工程提供了一种简单有效的方法。

案例三

Cheng 等人介绍了一种新的软骨组织再生方法。该研究开发一种可注射的 HA-聚（N-异丙基丙烯酰胺）（HPN）水凝胶支架，以促进软骨细胞的输送和增殖。合成过程是，将胺封端聚（N-异丙基丙烯酰胺）（PNIPAM-NH$_2$）接枝到 HA 上，从而得到一种在大约 32℃ 时就能从溶胶转变为凝胶的水凝胶，使其成为微创应用的理想材料。特性分析表明，与 PNIPAM-NH$_2$ 水凝胶相比，HPN 水凝胶的含水率和强度更高，体积收缩更小。体外研究表明，封装在 HPN 水凝胶中的软骨细胞保持了较高的活力，有效增殖，并表达了软骨特异性基因，表明分化成功。裸鼠体内研究证实了水凝胶支持异位软骨形成的潜力。研究结果表明，HPN 水凝胶适合作为软骨组织工程的支架，为软骨修复提供了一种前景广阔的微创方法，可通过缩短恢复时间和降低手术风险来提高患者的治疗效果。HA 与热敏性 PNIPAM 的创新组合为软骨细胞的输送提供了有利环境，解决了传统软骨修复方法的局限性。这项研究为进一步优化水凝胶特性和潜在的临床应用铺平了道路，为软骨损伤和退行性关节疾病患者带来了新的希望，为再生医学领域做出了重大贡献。

虽然基于 HA 的水凝胶在软骨组织工程方面取得了巨大进展，但目前的软骨修复研究仅限于小动物，大动物的研究报告寥寥无几。此外，HA 水凝胶的进一步临床应用仍面临重大挑战，如相对分子质量分布不确定、聚合物化学结构不准确、炎症反应、蛋白质的变性效应，以及 HA 酶的生成和活化等。

4.3 壳聚糖水凝胶

4.3.1 结构与交联

壳聚糖（CS）是由甲壳素在碱性条件下脱乙酰化得到的一种碱性氨基多糖，其化学结构式如图 4-6 所示。甲壳素来源广泛，存在于甲壳类动物和昆虫的外骨骼及真菌细胞壁。当甲壳素的脱乙酰度大于 55% 时，可称为 CS。CS 是一种类白色粉末，无臭无味，微溶于水，不溶于乙醇，但能在稀酸中溶解形成黏稠溶液并带有正电荷。CS 的分子结构中含有氨基（—NH$_2$）、羟基（—OH）和 N—乙酰氨基，这些基团通过氢键形成双螺旋的二级结构。CS 的

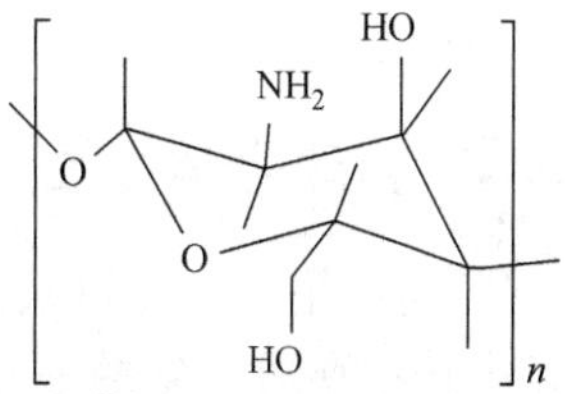

图 4-6 CS 的化学结构式

官能团如 C_3—OH、C_2—NH_2 和 C_6—OH 能够形成分子内外的氢键。特别地，CS 的氨基葡萄糖残基的椅式结构中有两种分子内氢键：①由 C_3—OH 与相邻的 CS 分子链上的糖苷基形成的分子间氢键；②由氨基葡萄糖残基的 C_3—OH 与相邻 CS 呋喃环上的氧原子形成的分子间氢键。由于 CS 分子内含有丰富的—NH_2、—OH 和 N—乙酰氨基，这些基团的存在也促进了分子内外氢键的形成，使 CS 具备了吸附、保水、疏水和扩散等特性。氢键的多样性使 CS 更易于形成结晶区，从而提高了其结晶度和物理力学性能，且具有络合、抗菌、吸收和抗氧化等性质。由于这些特性，CS 被认为是修复软骨的潜在材料。

CS 水凝胶可以通过物理交联和化学交联两种方式形成。

物理交联主要有离子络合和聚电解质络合等。由于 CS 中存在阳离子氨基团，离子络合作用会在 CS 和小的阴离子分子之间发生。阴离子通过质子化氨基团与 CS 结合，引入静电相互作用。对于金属离子，配位共价键在相互作用中起着至关重要的作用。此外，CS 的羟基团与离子分子之间的氢键或在其阳离子电荷被中和后的脱乙酰 CS 链之间的相互作用，也可以与离子络合作用协同反应。聚电解质络合与离子络合作用不同，聚电解质络合作用发生在 CS 和具有广泛相对分子质量范围的大分子之间。电荷密度、离子强度、pH 值、溶剂和温度是影响这些相互作用的主要因素。

化学交联又可以分为预功能化交联和光聚合等。预功能化交联时，许多带有功能团的预功能化小分子和聚合物被用来与 CS 交联。共价键在 CS 链和交联剂之间形成。尽管 CS 水凝胶可以原位形成，但由于许多交联剂的生物相容性不明确，因此在应用前必须进行严格的体内纯化。常用的交联剂有 Genipin、HA、戊二醛和二丙烯酸酯。大多数预功能化交联反应的条件温和，pH 值中性条件，37℃，反应时间短。光聚合时，向 CS 中添加光敏团，使聚合物链在紫外光照射下交联。与预功能化交联相比，光聚合方法更快、更便宜、更容易、更安全。

另外，酶交联作为一种新颖、温和的原位凝胶形成方法，可用于组织工程和药物输送。辣根过氧化物酶通过分解氢过氧化物，来催化酚类或苯胺类衍生物的交联反应。酶产品的性质，特别是硬度，通常通过作为氧化剂的氢过氧化物溶液进行调整。另一个常用的酶催化剂是酪氨酸酶，这是一种氧化酶，可以引入 CS 和明胶之间的相互作用。

4.3.2 物理化学特性

CS 是由甲壳素通过脱乙酰化作用生成的，它将 N-乙酰葡糖胺转化为葡糖胺单位，由于存在质子化的—NH_2 基团，因此可溶于酸性介质。溶解度受相对分子质量、乙酰化程度、pH 值、温度和结晶度等因素的影响。低温下的均相脱乙酰化会提高溶解度，而异相脱乙酰化则不会提高溶解度。CS 的黏度对技术应用非常重要，它受相对分子质量和脱乙酰度的影响。脱乙酰度越高，黏度越高，这是因为链的膨胀程度增加了。可以通过添加异丙醇和乙醇等助溶剂来调节黏度,这些助溶剂会降低固有黏度。

CS 的活性基团（如氨基和羟基）可进行多种改性,以增强其溶解性和生物降解性等特性或引入新的功能。已开发出 CS 衍生物（包括磷酸化形式）多种应用,如改善基因转染和金属离子螯合。CS 可通过化学或酶解法降解,以控制相对分子质量、溶解度和黏度等特性。酶降解的选择性更强,而化学方法则能产生特定的模式。降解方法和酶类型的选择会影响 CS 的性能和应用。

CS 水凝胶由 CS 分子交联而成,它具有多孔网络结构,所以 CS 水凝胶有很强的保水能力。这些水凝胶保持了 CS 的优势特性,如生物降解性和生物相容性等,并可调节的强度和膨胀行为,这些都可以通过交联程度来调整。CS 及其水凝胶的物理和化学特性使其适用于广泛的应用领域,包括药物输送系统、伤口敷料和组织工程支架。

4.3.3 生物学行为

CS 及其衍生物具有显著的生物活性,例如抗肿瘤、抗菌、抗氧化和抗炎作用。在抗菌活性方面,CS 及其衍生物对细菌、真菌和酵母表现出抗菌特性。其抗菌机制可能涉及通过与微生物细胞膜相互作用阻断营养物质获取,或渗透细胞以抑制 RNA 转录。影响抗菌效果的因素包括相对分子质量、乙酰化程度、聚合物黏度、浓度和所使用的溶剂。低相对分子质量的 CS 由于较少的分子内氢键和更多可接近的反应基团,往往具有更好的抗氧化活性。乙酰化程度的增加通常会降低 CS 抗氧化活性。在抗炎特性方面,CS 可以调节炎症反应,这与治疗涉及氧化应激和组织损伤的状况相关。不同相对分子质量的降解 CS 样品显示出不同的抗炎效果,中等和低相对分子质量样品显著抑制 NO 产生。其机制涉及与不同受体结合,影响如核转录因子（NF-κB）和诱导型一氧化氮合酶（iNOS）表达的途径。完全脱乙酰化和完全乙酰化的壳寡糖显著减少炎症,具有基于其特定乙酰化模式和分子结构的不同效果。壳寡糖混合物中的微小差异可能导致抗炎行为的显著变化。

4.3.4 软骨组织工程应用

CS 水凝胶在软骨组织工程方面有很好的应用前景。由于软骨的无血管性和无神经性以及软骨细胞的再生能力有限,传统的临床治疗往往无法完全修复软骨损伤。有几项研究探索了不同的 CS 水凝胶在促进软骨再生的应用。例如,研究表明,CS 与乙二醇和聚乙二醇水凝胶结合可为 MSC 创造适宜的环境,CS 与纤维素的复合材料能够有效增强干细胞存活率和生物活性,即使在不添加干细胞环境下,也能促进骨软骨再生。CS 与其他材料（如丝素蛋白和海藻酸钠）的混合支架已展示出具有促进透明软骨再生的潜力,并能够改善 CS 与原始软骨界面整合效果。此外,还研发了模仿软骨微结构的 CS 水凝胶支架、为软骨和骨再生创造不同微环境的双相 CS 水凝胶支架，以及可持续释放治疗药物的多层 CS 水凝胶支架。这些 CS 支架中往往添加羟基磷灰石、纤维素纳米纤维、镁和铜离子等材料来提高其力学性能和生物活性。一些 CS 水凝胶与生长因子（如血小板衍生生长因子和 TGF-β1）的整合，也可促进软骨生成和 ECM 的形成。

案例一

采用静电纺丝工艺制备了聚氨酯/CS/羟基磷灰石的骨修复膜，分别验证单层（无羟基磷灰石）和复层（有羟基磷灰石）结构对骨生成的影响。所制备聚氨酯/CS/羟基磷灰石双层膜与 MC3T3-E1 细胞共培养 6h、24h 和 48h 后的细胞死活染色，如图 4-7 所示。结果证实，这种 CS 基复合膜上的细胞铺展状态良好，且随着共培养时间的延长，细胞具有明显的增殖能力。在后续试验中，也充分地验证了这种 CS 基复合材料出色的生物安全性、生物活性、生物相容性和成骨诱导性。

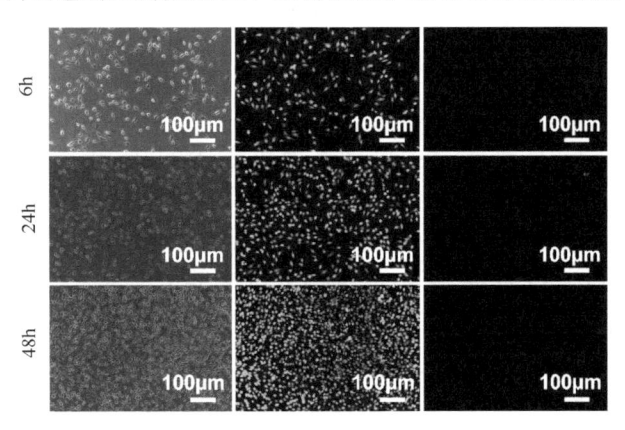

图 4-7　聚氨酯/CS/羟基磷灰石双层膜与 MC3T3-E1 细胞共培养 6h、24h 和 48h 后的细胞死活染色

案例二

为了改善力学性能、注射性和细胞相容性，Boyer 和他们的团队将硅烷化羟丙基甲基纤维素（Si-HPMC）与硅烷化 CS 混合制成了可注射、自固化、高强度水凝胶（Si-HPCH），并对该水凝胶进行系列表征分析。使用人脂肪基质细胞（hASC）测试了 Si-HPCH 的体外细胞相容性。在体内，将 Si-HPCH 与 hASC 混合，观察细胞植入裸鼠皮下后的存活率。测试了 Si-HPCH 与犬脂肪间充质干细胞（cASC）结合，修复犬股骨髁的骨软骨缺损。数据表明，Si-HPCH 保证了 hASC 在培养过程中的存活率，还能将 hASC/Si-HPCH 移植到裸鼠皮下，Si-HPCH 的存在保证了 hASC 在体存活率和细胞活性。在犬骨软骨缺损模型中，空白组空缺损处仅有部分纤维组织填充，而用 Si-HPCH 和 cASC/Si-HPCH 填充的缺损处则显示出明显的骨软骨再生。总之，Si-HPCH 是一种可注射、自固化和细胞相容良好的水凝胶，能够支持 hASC 在体外和体内的存活率和细胞活性，单独将 Si-HPCH 或与 ASC 一起植入犬

的骨软骨缺损处时，也能有效促进骨软骨缺损的再生。

案例三

Dehghan-Baniani 等人介绍了一种新型可注射 CS 水凝胶的开发，旨在解决软骨再生能力匮乏的问题。通过使用 N-(β-马来酰亚胺丙氧基) 琥珀酰亚胺酯（BMPS）化学改性 CS 水凝胶以增加其剪切模量，通过掺入 β-甘油磷酸盐（β-GP）实现 CS 水凝胶的热敏性，使其能够在 37℃下凝胶化。研究证实，上述水凝胶可实现软骨素（KGN）有效封装和释放，促进人脂肪间充质干细胞（hAMSCs）向软骨细胞分化。改性后 CS 水凝胶的剪切模量为 78kPa±5kPa，满足人类关节软骨剪切模量范围（50~250kPa），并实现了 KGN 约 40d 可持续释放。

综上所述，改性后 CS 水凝胶的具有良好的强度、可注射性，并实现了药物长期释放，使其成为软骨组织工程的有前途的候选材料。

4.4 丝素蛋白水凝胶

4.4.1 结构与交联

丝素蛋白（SF）是一种以蛋白质为基础，通过碱或酶处理从蚕茧中脱胶和提纯后的优良生物材料。SF 具有优异的力学性能，以及优异的生物相容性、生物可降解性、生物可吸收性、低免疫原性等生物特性，是一种广泛应用于生物领域，尤其是组织工程领域的多功能材料。

1. SF 来源和结构

家蚕是 SF 原料的主要来源。家蚕吐出的茧丝中主要含有丝素和丝胶，此外，还有少量的蜡、色素和无机物等杂质。丝胶包裹在两股平行的 SF 纤维的表面，将它们黏合在一起。SF 是一种半晶体结构的纤维蛋白，具有一定的刚度和强度。丝胶是一种胶状的水溶性蛋白质，作为一种胶水来保持纤维的结构完整性。SF 占蚕丝总质量的 70%~75%，是由一个轻链（相对分子质量约为 25000）和重链（相对分子质量为 350000~390000）通过二硫键结合，并以非共价键方式与糖蛋白 P25 连接在一起。重链、轻链与 P25 的比例为 6:6:1。SF 的结晶区和非晶区二级结构主要为无规卷曲、α-螺旋、β-转角和 β-折叠，它们的形成与 SF 的一级氨基酸序列直接相关。家蚕 SF 含有质量分数为 45.9% 的甘氨酸（Gly）、30.3% 的丙氨酸（Ala）、12.1% 的丝氨酸（Ser）、5.3% 的酪氨酸（Try）等氨基酸。SF 的结构式可以用化学式表示为 (Gly-Ser-Gly-Ala-Gly-Ala)$_n$，其中 n 表示重复单元的数目。图 4-8 所示为 SF 和环氧基甲基丙烯酸酯 SF 的结构。

2. SF 水凝胶交联

制备 SF 水凝胶的过程涉及物理和化学两种交联方法。在物理交联中，通过自组装、剪切力、超声波和电场等物理手段，促使纤维蛋白分子从随机卷曲结构转变

图 4-8　SF 和环氧基甲基丙烯酸酯 SF 的结构

为 β-折叠构象，形成三维水凝胶。具体来说，自组装是在高温下，通过蒸发或浓缩使 SF 分子形成低能 β-折叠构象并自聚合；剪切力法通过施加剪切力来促进 SF 分子间相互作用；超声波利用局部压力和温度变化加速 SF 分子相互作用。

化学交联则通过共价键将 SF 分子连接起来，形成更稳定、强度更高的水凝胶。常见的化学交联方法包括：①使用化学交联剂（如戊二醛、EDC）与 SF 分子的活性官能团反应；②光聚合技术，即在经过修饰后 SF 溶液中添加光引发剂并暴露于特定波长的光下，形成具有光固化能力的 SF 水凝胶；③γ 射线照射，通过在 SF 水凝胶中产生大量自由基促进凝胶形成。化学交联的 SF 水凝胶不仅比物理性能更稳定，还可以通过控制交联剂的浓度精确调整其交联程度以符合不同的应用场景。在实际应用中，通常会结合多种交联方法，制备匹配软骨组织力学强度的 SF 复合水凝胶。当前丝素蛋白水凝胶在生物医学工程中已经有诸多应用，如骨软骨修复、神经修复、韧带和心脏修复等，如图 4-9 所示。

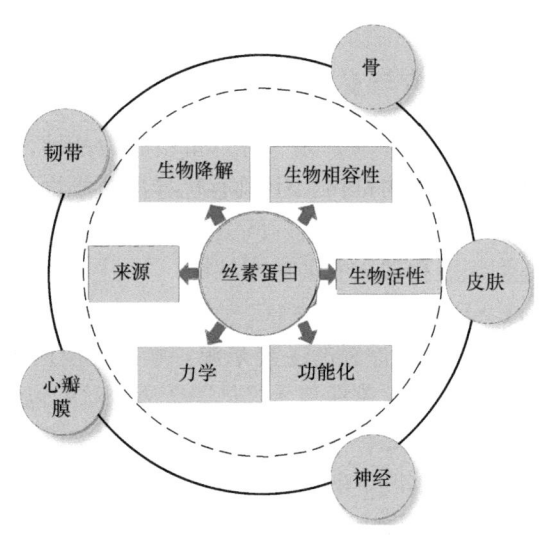

图 4-9　丝素蛋白水凝胶在生物医学工程中的应用

4.4.2　物理化学特性

SF 是由一条重链和一条轻链通过二硫键共价连接形成的复合物，通常与 P25 糖蛋白非共价结合形成 6:6:1 复合体。其一级结构包含高度保守的疏水结晶域，如甘氨酸-丙氨酸-甘氨酸-丙氨酸-甘氨酸-丝氨酸（GAGAGS）重复多肽序列，和较少保守的甘氨酸-丙氨酸-甘氨酸-丙氨酸-酪氨酸（GAGAGY）和甘氨酸-丙氨酸-甘氨酸-丙氨酸-甘氨酸-丙氨酸（GAGAGA）多肽变体，以及富含极性氨基酸（如甘氨酸、天冬氨酸）的非晶区域。结晶域通过反平行 β-折叠形成刚性结构，而非晶区以无规卷曲为主，偶见 β-转角或短螺旋片段（如类 α-螺旋）。这种多级结构赋予 SF 优异的热稳定性，其玻璃化转变温度（T_g）为170~175℃，热分解温度达250~300℃。晶态SF因β-折叠的高结晶度而难溶于水，但可被高浓度离液盐［如LiBr、Ca(SCN)$_2$］破坏氢键而溶解。SF水凝胶的溶胀性可通过与聚乙烯醇（PVA）、明胶、壳聚糖（CS）等共混改善。SF的力学性能与合成芳纶纤维（如凯夫拉）相当，兼具高韧性和回弹性，但其弹性模量（约为10GPa）低于玻璃纤维（约为70GPa）。其生物相容性优于聚乳酸（PLA）和聚乙醇酸（PGA），且免疫原性低于胶原。SF的酶解降解由β-折叠含量、结晶度及相对分子质量调控。关键酶包括丝氨酸蛋白酶（如蛋白酶 XIV、α-胰凝乳蛋白酶）、半胱氨酸蛋白酶（如木瓜蛋白酶）及基质金属蛋白酶（MMP-1/11），通过特异性切割疏水区段的肽键生成小分子多肽。基于对其降解动力学的精准调控，SF被广泛应用于可控药物递送和组织工程。

4.4.3 生物学行为

SF已通过ISO 10993系列标准中与植入器械相关的关键生物相容性测试（包括细胞毒性、致敏性和亚慢性毒性评估）。在肌肉骨骼组织工程中，SF基材料展现出优异的免疫相容性：大鼠皮下植入12个月后，促炎因子TNF-α、IL-6及Th1型细胞因子IFN-γ的水平比胶原对照组降低40%~60%，而抗炎因子IL-4和IL-13仅短暂升高（≤7d），证实其长期免疫耐受性。这种特性源于脱胶工艺（如0.02mol/L Na$_2$CO$_3$煮沸30min）可去除97%以上丝胶蛋白残留，丝胶蛋白的残留量>2%时，其会通过TLR4通路激活巨噬细胞，导致IL-1β分泌增加3倍。此外，SF的生物相容性还受到其提取、纯化方法，以及其表面生物蛋白质吸附情况的影响。

SF在体内可逐渐生物降解，被蛋白酶酶解成氨基酸，不会引发免疫反应，这些氨基酸有助于组织重建。SF支架的孔隙率会影响其降解速率，孔隙率越高，降解速率越快。SF支架孔隙率>90%时，降解速率较致密结构（孔隙率<50%）提高2.3倍，此现象与比表面积增大导致的酶可及性增强相关。由于SF在生理pH值下带有负电荷，因此通常缺乏细胞黏附性。为增强细胞黏附性，可将SF与促进黏附的材料（如胶原、纤连蛋白或CS等带正电荷的生物材料）结合起来，此外也可以调整SF表面的润湿性或引入特定功能基团可优化细胞黏附性。调节SF支架的表面形貌，可进一步增强细胞的附着和增殖，从而使SF成为一种可用于组织工程应用的多功能生物材料。

4.4.4 软骨组织工程应用

SF水凝胶因其卓越的生物相容性、力学性能，以及促进细胞生长和分化的特性，在软骨组织工程中展现出极大的应用潜力。由于软骨自身的修复能力较弱，因此创伤、炎症、老化或遗传缺陷引起的软骨损伤成为医疗领域的一大挑战。传统外科治疗方法（如自体或异体移植、微骨折和关节置换）存在诸多限制，如供体组织的稀缺、疾病传播风险，以及无法阻止骨关节炎的进展，SF 水凝胶提供了一种微创、可注射的替代方案。这种方案通过定制模拟原生软骨的物理和化学特性的 SF 水凝胶，将其与治疗药物或者抗炎小分子封装后填充到软骨缺损部位。例如：经过双醛固定后的 SF 水凝胶作为生物润滑剂和持续释药系统，可有效缓解骨关节炎疼痛，并促进间充质干细胞的代谢。与 HA 交联的 SF-HA 水凝胶则提供了稳定的黏附基质，有利于软骨细胞的存活和 ECM 的形成。此外，SF 水凝胶还能包裹抗炎药物如甲泼尼龙，实现药物的可控释放和长效消炎。加入生长因子（如 TGF-β1）的 SF 水凝胶也能改善间充质干细胞的黏附和增殖，促进 ECM 的生成和软骨特异性基因的表达，同时避免免疫排斥。

案例一

Hong 等人利用 3D 打印技术，将甲基丙烯酸缩水甘油酯修饰的蚕丝纤维素（Silk-GMA）作为软骨组织工程生物墨水，评估了含有软骨细胞的 Silk-GMA 水凝胶的生物相容性、生物可降解性和可打印性。结果表明，这些水凝胶支持软骨细胞在体外 14d 内不断增殖和存活。组织学分析证实，Silk-GMA 水凝胶有效促进了新软骨的形成，在 4 周内软骨细胞数量和细胞外基质（ECM）均有所增加。此外，ECM 中的糖胺聚糖（GAG）含量和软骨特异性基因表达在 4 周后也显著增加。用兔气管模型和裸鼠进行的体内研究表明，Silk-GMA 水凝胶支持新软骨和上皮的形成，表现出良好的细胞组织和软骨基质分布，组织整合度在 8 周内不断提高。研究结果表明，3D 打印技术制造的 Silk-GMA 水凝胶在软骨再生医学应用方面具有巨大潜力，可为软骨细胞的生长和分化提供良好的环境。

案例二

将硫酸钙骨水泥（CSH）通过 SF 水溶液（NSF）、自然 SF（SSF）和纳米 SF（SFF）纤维进行了改性，与纯硫酸钙骨水泥相比，其力学性能和降解性能得到改善。细胞试验的结果也清楚地表明，复合材料具有良好的细胞相容性。细胞在硫酸钙骨水泥和其通过 SF 水溶液、自然 SF 和纳米 SF 纤维改性支架上 MTT 细胞增殖情况，如图 4-10 所示。当纳米 SF 纤维引入到硫酸钙骨水泥中时，复合材料表现出最佳的力学性能、可降解特性及生物性能。该研究为未来对 SF 和骨修复的研究提供了一定的基础。

综上案例分析，SF 水凝胶因其良好的生物相容性和可调节控制的强度，在软骨组织工程中展示出极大的应用潜力。SF 水凝胶可以包裹并输送细胞和药物，为细胞增殖、分化和 ECM 生成提供有利环境，从而帮助受损软骨的再生。SF 与 CS、聚乙烯醇和纳米黏土等其他材料的复合水凝胶进一步改善了力学性能和生物活性，促进了骨软骨缺损中软骨和软骨下骨的再生。此外，3D 打印技术的使用，以及在 SF 水凝胶中加入 TGF-β1 等生长因子，推动了更多生物仿生结构的创建。尽管取得了这些进展，但在优化 SF 水凝胶与原生组织的整合，以及了解软骨形成和降解机制方面仍存在挑战，因此有必要对 SF 水凝胶有效性和降解性进行在体的长期跟踪。

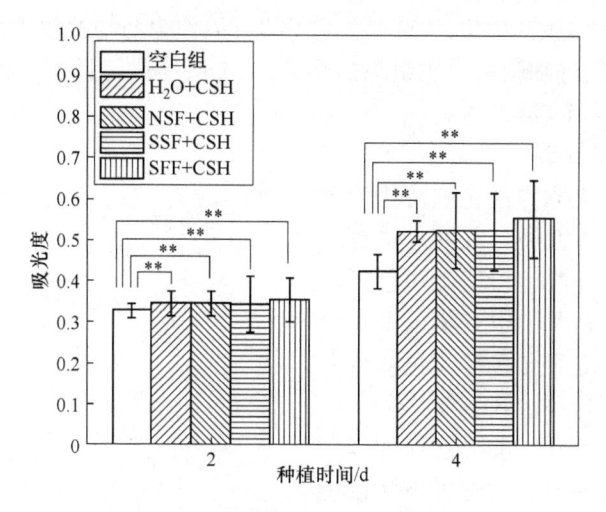

图 4-10　细胞在硫酸钙骨水泥和其通过 SF 水溶液、自然 SF 和纳米 SF 纤维改性支架上 MTT 细胞增殖情况

注：**表示与空白组经统计学比较后具有显著差异，$p<0.01$。

4.5　藻酸盐水凝胶

4.5.1　结构与交联

海藻酸钠（SA）是一种高分子多糖，主要由 α-L-古洛糖醛酸（G 单元）和 β-D-甘露糖醛酸（M 单元）两种单糖组成，它们通过 α-1,4 糖苷键相互连接。SA 的化学结构式如图 4-11 所示。这种无支链的线性共聚糖在分子结构上表现出 M 单元和 G 单元的不均匀分布，这种分布的不均匀性导致 SA 与金属离子的结合能力存在差异。

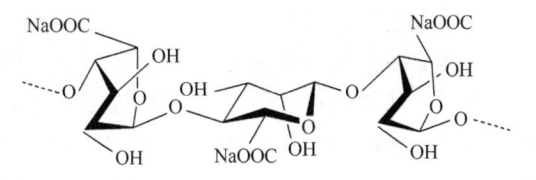

图 4-11　SA 的化学结构式

1. SA 结构和性能

在 SA 的分子结构中，G 单元的含量和排列顺序对其功能特性至关重要。当 G 单元遇到 Ca^{2+} 等二价金属离子时，可以通过静电相互作用形成稳定的"鸡蛋盒"结构，这是 SA 形成水凝胶的关键机制。这种络合结构赋予了 SA 独特的凝胶特性，使其在食品工程、药物输送、组织工程等领域具有广泛的应用。SA 的理化性质，如黏度和可降解性，也是其应用的重要基础。SA 溶液的黏度受到相对分子质量、聚合度、浓度和温度等因素的影响。在生物体内，SA 可以通过氧化降解和酸、碱水解后经由尿液排出体外，因此其具有良好的生物可降解性。SA 优良的生物相容

性使其成为一种理想的生物医学材料，它不仅可以作为药物的载体，还可以作为细胞培养的支架，促进细胞与宿主组织的整合。SA 已经广泛适用于食品工程、生物医学工程和其他多个领域。

2. SA 水凝胶交联

SA 水凝胶的交联方法主要分为物理交联和化学交联两大类，每种方法都有其独特的机制和特性。物理交联包括离子交联、氢键和疏水作用交联以及混合物理化学交联。离子交联是通过双价阳离子（如 Ca^{2+}、Sr^{2+}、Ba^{2+}）与 SA 盐链的 G 区块相互作用，形成"鸡蛋盒"结构，如图 4-12 所示，但这种方法制得的水凝胶在水环境中，由于与体液中的单价离子（如 Na^+、磷酸盐离子）发生离子交换，导致其强度和稳定性较差。氢键和疏水作用交联通过纠缠的链条、氢键、疏水作用和晶体形成来创建网络结构，但这些水凝胶可逆且不适合长期使用，因为它们倾向于在体液中溶解或

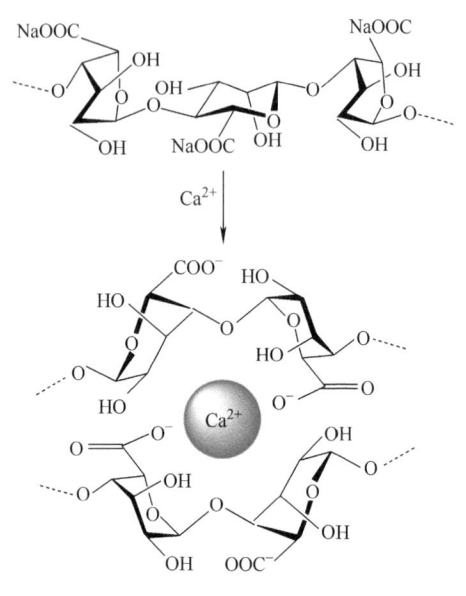

图 4-12 藻酸盐和 Ca^+ 交联示意图

降解。混合物理化学交联结合了弱物理键和强共价键，以增强力学性能和稳定性，使水凝胶既坚韧又灵活。

化学交联包括共价交联、光交联、酶交联等。共价交联通过在 SA 盐链之间形成共价键，通常通过化学反应或添加交联剂来实现，所制备的 SA 水凝胶通常力学性能较好、降解率可控和药物释放稳定，但交联剂的引入可能对 SA 水凝胶体系中引入毒性。光交联，首先需要对 SA 链进行改性，使其具有光固化能力，通常采用甲基丙烯酸酯基团与 SA 之间形成共价键，在光引发剂的作用下，使得 SA 水凝胶实现原位凝胶化，广泛应用于可注射微创修复。酶交联利用酶催化 SA 链之间共价键的形成，提供低毒性、可控的凝胶时间和生理条件下的活性。此外，将 SA 与其他聚合物（如 PLGA、HA）结合，形成复合水凝胶，也是组织工程中常见的水凝胶制备工艺。

4.5.2 物理化学特性

SA 水凝胶的凝胶化行为与功能特性受阳离子价态与种类（如 Ca^{2+}、Ba^{2+}）、SA 含量（通常质量分数为 1%~3%）及 M 与 G 的质量比 [商业 SA 中 M 与 G 的质量比为 (0.4~1.5):1] 三个核心参数影响。其凝胶机制遵循图 4-12 所示的"鸡蛋盒"模型：二价阳离子优先与 G 单元形成的连续 GG 二聚体结合，通过配位

作用形成离子交联点（每个 Ca^{2+} 结合 8 个 G 单元氧原子），而 M 区域通过氢键辅助网络稳定。三价阳离子（如 Al^{3+}、Fe^{3+}）因高电荷密度（Fe^{3+} 电荷密度是 Ca^{2+} 的 2.7 倍）可同时与 G 和 MG 交替区结合，形成更致密的交联结构，但易导致相分离（临界交联浓度比 Ca^{2+} 低 80%）。

SA 凝胶的力学性能受 M/G 比值、SA 含量和胶凝溶液的影响很大。M 与 G 的质量比低的 SA 可提供更高的拉伸强度并支持细胞黏附，相比之下，M 与 G 的质量比高的 SA 凝胶更脆弱。特定含量的 SA 盐（质量分数为 1%~1.5%）和钙离子（30~50mmol/L）可达到最佳凝胶处理效果。较高含量的 SA 或 Ca^{2+} 可增强细胞的黏附性和迁移性，但会阻碍大分子的扩散，影响细胞增殖。力学性能，如硬度和压缩模量，随着 SA 含量的增加而增加，而剪切模量则随着 Ca^{2+} 含量的增加而增加。SA 盐的一个主要局限是降解速率缓慢且无法控制，不过，部分氧化的 SA 可促进水解速率，提高降解率。SA 的负电荷使其胞外环境与软骨 ECM 十分相似，这为其在组织工程中的应用提供了支持。作为一种天然多糖，SA 的 pH 值决定了它的阴离子性质，这使它能与阳离子多电解质和蛋白聚糖有效地相互作用，从而适合细胞的封装和体外生长。SA 的生物相容性和稳定性使其成为生物医学应用中一种重要的生物材料。

4.5.3 生物学行为

SA 水凝胶具有凝胶性能好、毒性低、利用率高、成本低、能为负载的细胞提供合适微环境等特点，已被美国食品和药物管理局（Food and Drug Administration，FDA）确定为安全的，可用于人体，是组织工程领域应用最广泛的材料之一。SA 水凝胶不仅在医疗领域有诸多应用，在食品和其他领域也有一些创新应用，并有广阔的应用前景。首先，SA 水凝胶的优良的生物相容性是其最为突出的特点之一。它能够与人体细胞和组织和谐共存，不产生明显的排斥反应或有害的生物效应，为各种医疗应用提供了安全保障。这一特性使得 SA 水凝胶成为组织工程和药物传递等领域的理想材料，能够在体内为细胞的生长提供良好的环境。其次，SA 水凝胶具备生物降解性，这意味着它在完成其医疗功能后，能够被体内逐渐降解并自然排出，不需要二次手术或其他干预。这种特性极大地提高了 SA 水凝胶的便利性和安全性，使其成为理想的临时性医疗植入材料。

此外，SA 水凝胶还能够为细胞提供良好的黏附和增殖环境。其独特的结构和性能使得细胞能够牢固地附着在水凝胶上，并在其内部或表面上进行正常的增殖活动。这为伤口愈合、组织修复以及组织工程的发展提供了强有力的支持。更值得一提的是，SA 水凝胶在药物控释方面展现出独特的优势。通过调控水凝胶的物理和化学性能，可以实现药物的缓慢释放，从而延长药物的疗效并减少副作用。这种控释特性使得 SA 水凝胶在癌症治疗、感染控制以及慢性病管理等方面具有重要应用价值。最后，SA 水凝胶还具有较高的吸水性和保水性能，能够有效保持伤口或组织的湿润环境，有助于促进伤口的愈合和组织的再生。

4.5.4 软骨组织工程应用

SA 水凝胶因其生物相容性、易凝胶化和多功能改性等特点，在软骨组织工程中的应用潜力受到了广泛关注。SA 水凝胶合成过程中，可通过一级或二级键合机制封装和输送各种低相对分子质量的药物，从而实现药物的可控和局部释放。例如：SA 微球和 HA 水凝胶的组合形成了一种复合载体，可有效保留 TGF-β 的生物活性，促进 MSC 的软骨生成。这种复合支架不仅支持细胞黏附和增殖，还能确保持续释放软骨再生所必需的生物活性分子。

在 SA 水凝胶中加入精氨酸-甘氨酸-天冬氨酸（Arg-Gly-Asp，RGD 肽）可增强细胞黏附性，RGD 修饰的 SA 水凝胶能改善与软骨细胞的黏附相互作用，促进细胞更好地附着和扩散。此外，RGD 基序有助于水凝胶结构在剪切力引起的破裂后恢复，从而保持支架的完整性并控制细胞表型。氧化 SA 水凝胶因其独特的性能，经常被用于软骨修复。尽管与非氧化 SA 水凝胶相比，氧化 SA 水凝胶的弹性模量较低，但氧化 SA 水凝胶却表现出卓越的软骨修复能力。在氧化 SA 水凝胶中添加 CS 和聚磷酸钙可增强其力学性能，从而降低降解率，提高抗压强度。这些改性提高了细胞的活力和扩散能力，这对有效的软骨再生至关重要。为了进一步优化氧化 SA 水凝胶的性能，研究人员探索了各种策略。例如：将氧化 SA 与明胶和硼砂结合可缩短胶凝时间，使水凝胶更适用于临床应用。此外，在水凝胶中加入地塞米松、硫酸软骨素和重组小鼠血小板衍生生长因子，可刺激糖胺聚糖沉积并增加 DNA 含量，从而增强软骨基质的生成。将 RGD 改性氧化 SA 与软骨细胞、HA 盐混合等创新方法已开发出可注射的水凝胶。这些水凝胶在注射到软骨缺损区域后，可以促进周围软骨细胞分泌细胞外基质或干细胞向软骨细胞分化，证明了它们在软骨原位修复方面的潜力。明胶和部分氧化多糖的自交联能力不需要外加交联剂，这进一步简化了这些水凝胶的制造过程。通过简单的混合操作，将氧化 SA 和氧化 HA 与明胶结合在一起，可制成性能更好的混合水凝胶。通过改变相关成分的浓度，研究人员可以微调水凝胶的溶胀程度、交联程度、压缩模量、黏弹性行为、多孔结构和细胞相容性。这些量身定制的特性对于为软骨细胞的生长和分化创造最佳环境至关重要，最终可成功实现软骨再生。

案例一

制备了掺杂黑磷-ZnO 异质结的明胶-SA 复合水凝胶，对这种水凝胶在伤口愈合、抗菌能力、免疫调节和血管生成特性上进行了研究。试验结果证实，上述复合水凝胶具有优异的力学性能、血液相容性（溶血率为 3.29%）、溶胀比（832.8% ± 19.2%）、细胞相容性、光热和光动力抗菌性能（灭菌率为 96.4% ± 3.3%）。此外，这种水凝胶还能促进细胞迁移、免疫调节和血管生成，从而加速伤口愈合。因此，这种水凝胶实现了抗菌、免疫调节和血管生成的三重功效，是一种极具应用潜力的组织工程水凝胶。

案例二

采用双重交联法制备了 PVA/SA/羟基磷灰石复合水凝胶，并对复合水凝胶的形态、含水率、孔隙率和力学性能进行了详细研究。PVA/SA/羟基磷灰石水凝胶呈现出均匀的相互渗透的多孔结构。FTIR 和 XRD 结果表明，PVA、SA 和羟基磷灰石可以均匀复合。通过改变 PVA/SA/羟基磷灰石的质量比，可以控制样品的力学性能、含水率和孔隙率。通过将 PVA/SA/羟基磷灰石的质量比固定在 42:18:40，可以得到优化的压缩模量（41.74kPa±7.86kPa）、含水率（86.99%±0.72%）和孔隙率（79.98%±1.61%）。复合水凝胶的体外生物降解和矿化表明，这些水凝胶可以在 PBS 溶液中逐渐降解，并在表面易于形成片状羟基磷灰石纳米晶体。此外，细胞培养结果表明，PVA/SA/羟基磷灰石水凝胶对 MC3T3-E1 细胞的生长和增殖没有负面影响，如图 4-13 所示。碱性磷酸酶活性表达表明，掺入羟基磷灰石晶体的复合水凝胶明显提高了细胞的碱性磷酸酶活性。这证实了所制备的 PVA/SA/羟基磷灰石水凝胶可能成为骨修复和骨组织工程的有希望的候选材料。

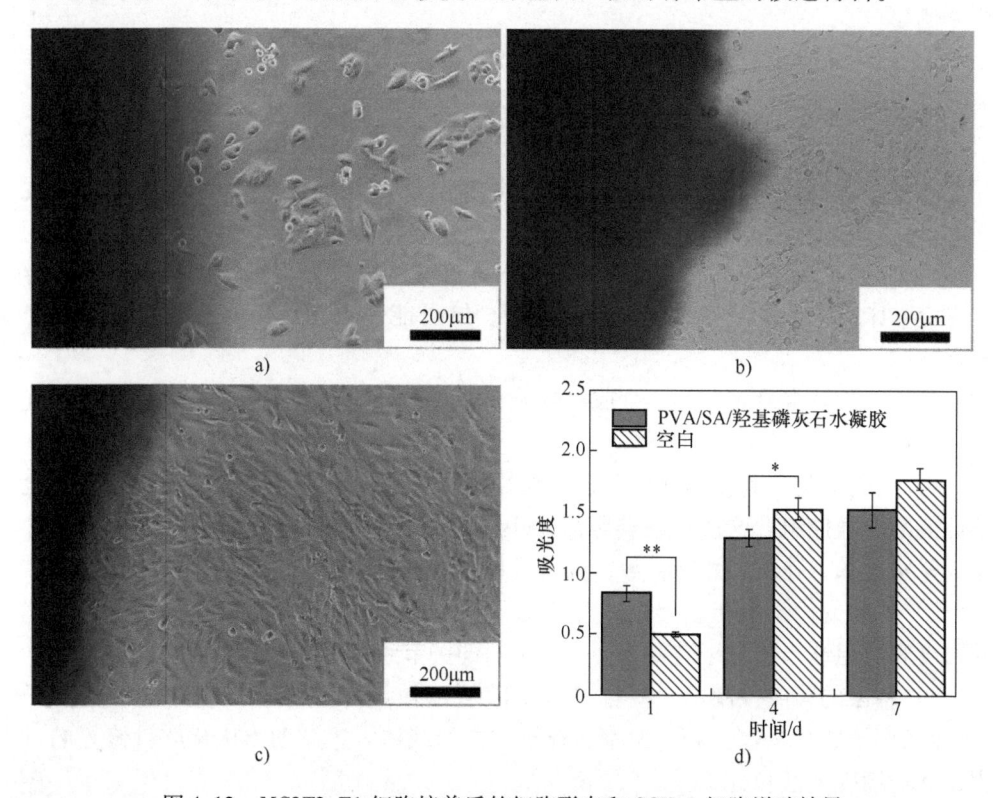

图 4-13 MC3T3-E1 细胞培养后的细胞形态和 CCK-8 细胞增殖结果
a）培养 1d 的细胞形态 b）培养 4d 的细胞形态 c）培养 7d 的细胞形态 d）CCK-8 细胞增殖结果
注：*表示与空白组经统计学比较后具有显著差异，其中，*表示 $p<0.05$，**表示 $p<0.01$。

第 5 章

合成水凝胶在软骨组织工程中的应用

前一章对软骨修复水凝胶中的天然水凝胶进行了详细的介绍。天然水凝胶具有诸多优势，如天然来源，具有生物相容性和可降解性，但它们也存在一些缺点和挑战，例如：

1）天然水凝胶通常具有较低的强度和稳定性，这可能使其在负荷较大或需要更强支撑的软骨修复应用中表现不佳。

2）有些天然水凝胶的降解速率不稳定或过快，这可能影响修复组织的稳定性和长期效果，且软骨组织工程修复需要考虑水凝胶的降解速率与软骨新生速度匹配。

3）天然水凝胶的成分和性质通常是固定的，难以进行定制化以满足个体差异或特定临床需求。在个性化的医学背景下，这可能是限制天然水凝胶应用的一个因素。

相较于天然水凝胶，人工合成水凝胶在软骨组织工程应用中具有一些明显的优点，例如：

1）可控的物理和化学性能。合成水凝胶的制备过程通常能够实现对物理和化学性能的精确控制。这使得在实际应用中可以根据具体需求调整水凝胶的力学性能、降解速率、孔隙尺寸等参数，以更好地满足软骨组织工程的要求。

2）优越的力学性能。相较于大多数天然水凝胶，合成水凝胶往往具有更优越的强度和稳定性。这对于需要承受一定负荷的关节组织修复尤为重要。

3）精准的释放控制。一些合成水凝胶可以被设计成能够控制生物活性分子（如生长因子、药物等）释放速率和释放方式的载体。这有助于优化软骨修复的过程，促进细胞增殖和分化。

4）可形成复杂结构。合成水凝胶的制备过程可以形成复杂的结构，如微纳米结构、多孔结构等，有助于模拟天然软骨组织的结构，提高细胞生长和组织再生的效率。

在本章中将介绍合成水凝胶的来源、结构、物理化学特性及生物学行为，分析它们在软骨组织工程中的具体应用，并介绍相关的研究成果及案例。

5.1 聚乙烯醇水凝胶

5.1.1 结构与交联

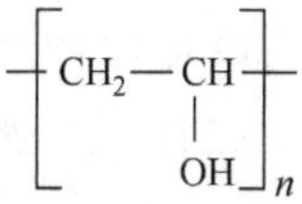

聚乙烯醇（PVA）是常见的一种有机化合物，其化学结构式如图5-1所示。PVA是一种白色、稳定、无毒的水溶性高分子聚合物，常呈现粉末状、片状或絮状固体。PVA含有许多醇基，具有极性，且可与水形成氢键，故能溶于极性的水；也可溶于热的含羟基溶剂，如甘油、苯酚等；不溶于苯、丙酮、汽油等一般有机溶剂。PVA是由乙酸乙烯经聚合反应、醇解而制成的，作为一种重要的化工原料，PVA广泛应用于制造PVA缩醛、耐汽油管道和维尼纶、织物处理剂、乳化剂、纸张涂层、黏合剂、胶水等。早在20世纪50年代，研究人员就已经发现PVA可以发生凝胶化，所生成的PVA水凝胶具有无毒性、生物降解性、亲水性、水溶性和化学稳定性等优点，因而在过去几十年中PVA受到了生物材料领域的广泛关注，被应用于生物组织修复领域。PVA水凝胶优异的力学性能（如硬度和弹性）和三维立体的稳定结构（如孔隙率和密度）分别与生物组织的强度和微观结构高度匹配，因而在骨软骨修复、伤口修复等领域展示出良好的应用效果。PVA分子由碳链形成主链，链侧基为—OH，体系内部存在大量的氢键和范德瓦耳斯键等弱非共价键，这为其发生物理交联和化学交联提供了可能性。

图5-1 PVA的化学结构式

物理交联以冻融法最为常见。在凝胶化的初始阶段，由于分子内氢键的作用形成聚合物链聚集区域和非聚集区域。当PVA溶液冻结时，分子链的运动减弱，链之间的接触时间变长，链之间的距离缩短，促进了羟基在分子内/分子间形成氢键。冻融法制备的PVA水凝胶不使用有毒有机交联剂，保持了良好生物相容性。因此，物理冻融法制备的PVA凝胶在许多领域仍然有很大的潜力。

另一种制备PVA水凝胶的常用方法是辐射交联法。辐射交联利用高能射线，如γ射线、电子束和X射线，直接辐射PVA溶液。当PVA在高能量照射时，它可以产生大分子自由基，主要来自辐照的直接作用和水辐射活性颗粒的作用。辐照PVA产生的自由基可以分别位于二级碳和三级碳上。两个大分子自由基通过双基团偶联反应，产生交联键。随着交联键的增加，它们开始凝胶，在整个系统中逐渐形成三维网络结构。辐射产生的PVA水凝胶不含交联剂，具有较高的纯度和良好的光学透明度。辐射交联制备PVA水凝胶的另一个优点是反应速度很快，可以在室温和大气压力下实现。然而，由于辐射强度，许多材料不能添加到水凝胶系统中。辐射交联法可以避免化学试剂造成的危害，但辐射交联PVA水凝胶的强度低，难以满足生物医学领域力学性能的要求。

化学交联法是指使用交联剂，通过在PVA分子中形成共价键或配位键形成三维交联网络制备PVA水凝胶。常用的化学交联试剂包括戊二醛、乙二醇和硼酸等。其中，化学交联试剂的引入可以大大提高PVA水凝胶的强度和刚度。将戊二醛制备的PVA水凝胶与冻融循环制备的PVA水凝胶进行比较后发现，化学交联法得到的PVA水凝胶比物理交联得到的PVA水凝胶更稳定。此外，比较了物理交联和化学交联PVA水凝胶的微观结构，发现物理制备的水凝胶更具多孔性、海绵状。化学交联反应速度很快，但由于交联剂的分散不均匀，经常会出现不均匀的交联结构。而且，虽然有一些生物相容性交联剂，例如多羧酸作为一种环保溶剂，被用作CS/PVA纳米纤维的交联剂，但是大多数化学交联剂通常是生物毒性的，难以去除，对组织细胞造成损伤，植入后引起炎症。常见的PVA水凝胶交联方式如图5-2所示。

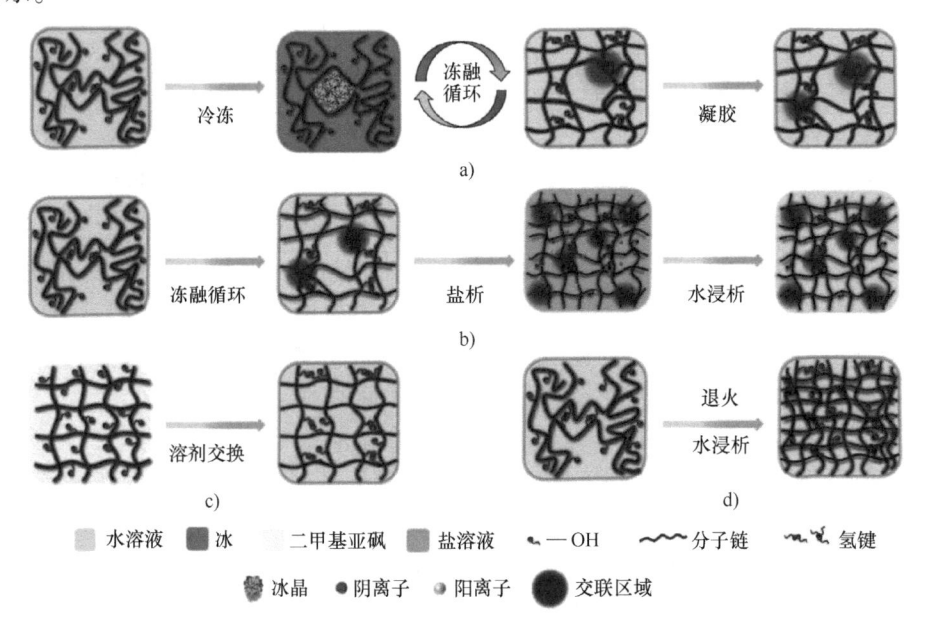

图 5-2 常见的 PVA 水凝胶交联方式
a）冷冻-解冻循环工艺 b）盐析法制备工艺 c）溶剂交换法工艺 d）退火工艺

在实际制备过程中，PVA水凝胶交联方式的选择会影响到分子链间的作用方式，以及水凝胶最终的成型状态，进而影响到水凝胶的性能。在上述三种方法制备的PVA水凝胶中，辐射交联PVA水凝胶易碎，不太可能将它们作为软骨修复材料。相比之下，化学交联的PVA水凝胶具有极其稳定的结构和优异的力学性能，但交联剂的毒性不能被忽略。通过物理氢键交联是PVA水凝胶比较普遍的成型方式，该方法在保持水凝胶柔韧性基础上，显著提高了PVA材料的拉伸性能和压缩性能。利用冻融方法制备水凝胶，可以实现分子链间通过氢键连接，相近的分子链缠绕形成微晶结构，得到高强度高韧性的 PVA 水凝胶，且制备过程不引入有毒物质。因此，物理交联法制备的 PVA 水凝胶可能更加适用于软骨组织工程。

5.1.2 物理化学特性

PVA 是一种具有稳定的化学性能、亲水性和优异生物相容性的有机化合物，通常呈无味无臭的颗粒或粉末形式存在。PVA 可以通过对聚乙酸乙烯酯中的乙酸基进行醇解反应来制备。通过控制醇解步骤，可以制备出不同醇解程度的 PVA。其中，PVA 溶解性受到醇解程度的影响，PVA 可以溶于水，而且在大多数有机溶剂中都是稳定的。在应用方面，PVA 具有生物相容性，并已被 FDA 批准用于生物医学领域，如组织工程和药物输送。从物理特性的角度来看，PVA 水凝胶最为引人注目的无疑是其高吸水性。这种材料能够吸收并保留大量的水分，其吸水率往往能够达到自身质量的数十倍，甚至更多。这种强大的吸水性赋予了 PVA 水凝胶出色的保湿性能，使其在化妆品、伤口敷料以及防干眼药水等领域有着广泛的应用。PVA 水凝胶的三维网络结构赋予了其良好的弹性和柔韧性，使其能够轻松适应各种形状和变形。通过对 PVA 交联方式和相对分子质量的选取，可以设计制备出具有优良力学性能的水凝胶，同时研究人员也发现，在 PVA 中富集的羟基能够使得其具有一定自修复能力。因此，无论是作为生物医学领域的软骨组织工程材料，还是用于接触镜等日常用品，PVA 水凝胶都能够凭借其出色的弹性和柔韧性满足各种需求。

作为一种生物相容性良好的材料，PVA 水凝胶能够在生物体内稳定存在，且在一定条件下可发生水解降解，生成无毒的小分子物质。这种特性使得 PVA 水凝胶在药物载体、组织工程支架等生物医学领域具有广泛的应用前景。其次，PVA 水凝胶中的羟基具有较高的化学反应活性，可以与其他化合物进行酯化、醚化、缩醛化等多种化学反应。这些反应不仅为 PVA 水凝胶的进一步化学修饰和复合提供了可能，还为其在化学传感器、分离膜等领域的应用提供了可能。值得一提的是，PVA 水凝胶还展现出了可控的药物释放性能。通过物理或化学方法，可以将药物包裹在 PVA 水凝胶的内部网络中，从而实现药物的可控释放。这种特性使得 PVA 水凝胶在药物传递、缓释药物等领域具有广泛的应用前景。在相同的循环工艺下，PVA 浓度越高所制备的水凝胶的力学性能和稳定性越好；冷冻-解冻循环次数的增加，也会导致 PVA 交联程度更好。但是，研究证实，5 次循环和 7 次循环对于 PVA 水凝胶的强度无显著影响，这应该是冷冻-解冻循环在 5 次之后几乎已经达到了交联上限所致，如图 5-3 所示。

5.1.3 生物学行为

PVA 已经被证实是一种极安全的高分子有机物，对人体无毒、无副作用，具

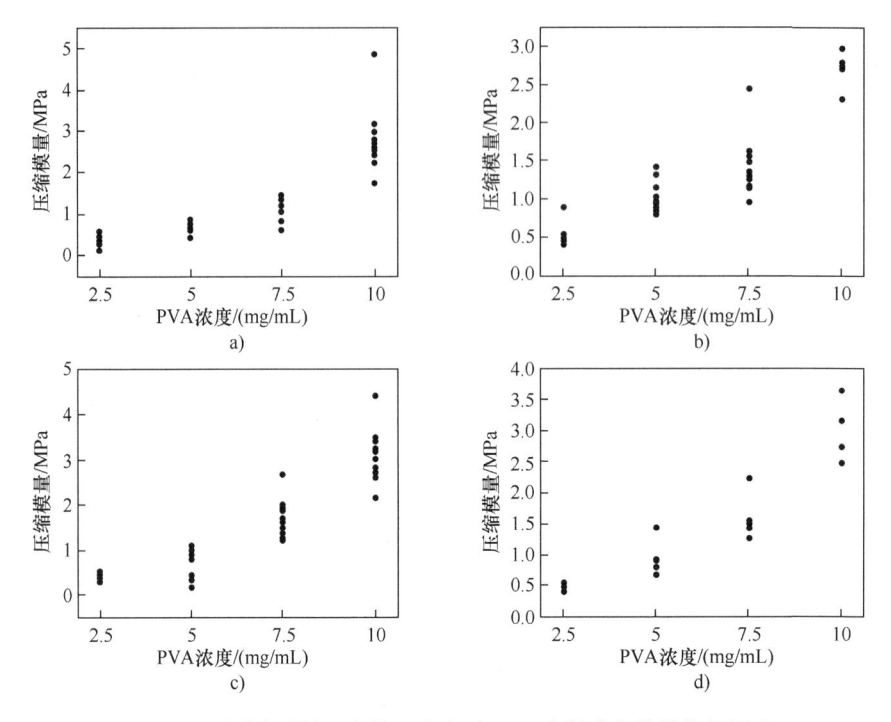

图 5-3　不同冻融循环次数和浓度对 PVA 水凝胶力学性能的影响

a）经过冷冻-解冻循环 1 次　b）经过冷冻-解冻循环 3 次
c）经过冷冻-解冻循环 5 次　d）经过冷冻-解冻循环 7 次

有良好的生物相容性。在医疗中，PVA 水凝胶在眼科、伤口敷料和人工关节方面有广泛应用，同时 PVA 薄膜在药用膜、人工肾膜等方面也有应用。PVA 具有超高的亲水性表面，通常这有助于细胞的附着，但是其细胞附着方式是通过黏附分子与 PVA 表面的相互作用。由于 PVA 对于蛋白吸附能力较弱，导致细胞在纯 PVA 膜表面较难附着，通常均需要对 PVA 表面结构进行粗糙化处理，或者通过引入其他高分子、无机物，来增强 PVA 水凝胶的表面细胞附着能力。

在 20 世纪 70 年代初，Bray 等人首次报告了使用 PVA 水凝胶修复关节软骨的方法。他们测试了 PVA 水凝胶的黏弹性，并发现其与天然关节软骨的性质相似。PVA 水凝胶本身具有低渗透性。在加载过程中，PVA 水凝胶中的液体被挤压并过滤到滑动之间的间隙中，起到润滑剂的作用，这有利于关节软骨的修复。此外，交联 PVA 水凝胶的良好生物相容性也经过了体外和体内试验的验证。将 PVA 水凝胶植入到软骨缺损部位，经过 8~52 周的时间，对水凝胶周围的关节软骨和滑膜进行了组织学检查，结果显示植入部位没有发生炎症或退变。这证明了 PVA 水凝胶在软骨修复中具有应用潜力。基于 PVA 水凝胶共混 II 型胶原（Col-II），通过冷冻-解冻循环的物理交联方式制备了不同比例的软骨修复水凝胶，并添加一定量的硫酸软骨素对复合水凝胶进行整体修饰。对其理化性能进行分析得到，当 PVA 与 Col-II

体积比为1:1时，水凝胶整体的性能最优，其弹性模量（11kPa±1.7kPa）远高于纯PVA的弹性模量（4.9kPa±0.6kPa）。之后，通过自提乳鼠原代软骨细胞，对水凝胶相关细胞行为进行了分析。研究表明，适量Col-Ⅱ的添加能够增强PVA复合水凝胶的细胞活性，促进细胞增殖能力，同时也有利于细胞在其表面铺展，如图5-4所示。

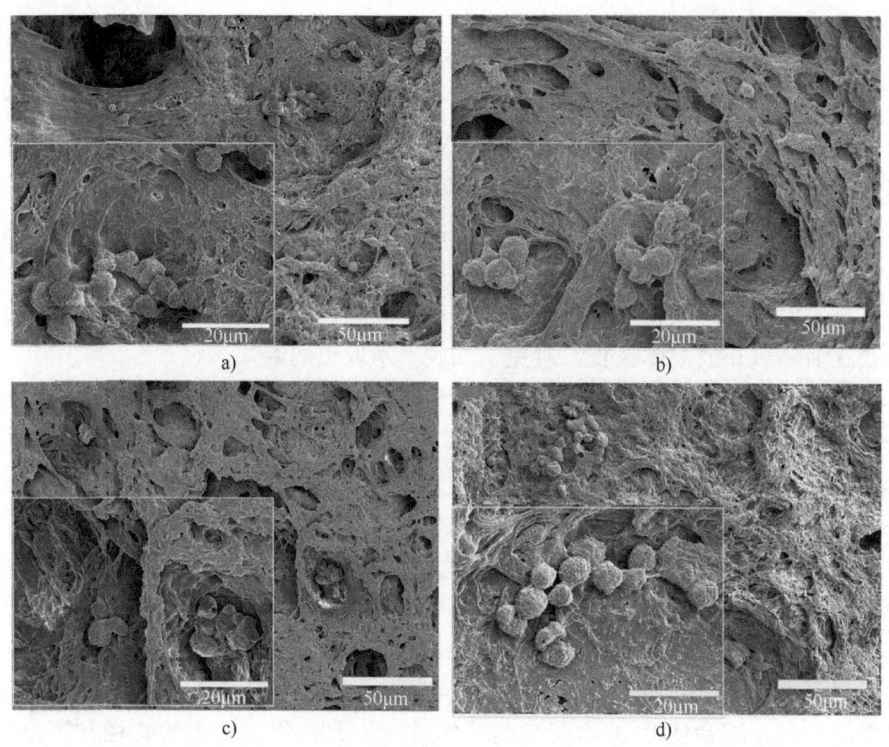

图 5-4 乳鼠原代软骨细胞在 PVA/Col-Ⅱ水凝胶表面 SEM 照片
a）纯 PVA b）PVA 与 Col-Ⅱ的体积比为 2:1 c）PVA 与 Col-Ⅱ的体积比为 1:1
d）PVA 与 Col-Ⅱ的体积比为 1:2

5.1.4 软骨组织工程应用

PVA水凝胶在软骨组织工程中的应用展现出了巨大的潜力和前景。作为一种生物相容性良好、可降解的高分子材料，PVA水凝胶为软骨缺损的修复和再生提供了新的解决策略。下面将详细阐述PVA水凝胶在软骨组织工程中的应用及其优势。

1. PVA 水凝胶仿生结构

PVA水凝胶的可塑性和自修复性也使其在软骨组织工程中具有独特的优势。通过物理或化学交联方法，可以制备成具有特定形状和结构的PVA水凝胶，以满足不同软骨缺损的修复需求。PVA水凝胶的高吸水性使其成为一种理想的软骨缺损填充材料。软骨组织中含有大量的水分，而PVA水凝胶能够吸收并保留大量的水分，从而模拟天然软骨的湿润环境。这种湿润环境对于软骨细胞的生长和分化至关重要，能够促进软骨细胞的增殖和基质合成，进而促进软骨的修复和再生。软骨细胞需要适宜的 3D 环境来维持其表型和功能，而 PVA 水凝胶的三维网络结构能够模拟天然软骨的基质结构，为软骨细胞提供足够的空间和支持。同时，PVA 水凝胶的网络结构还能够允许营养物质的渗透和代谢产物的排出，从而维持软骨细胞的正常代谢活动。

2. PVA 水凝胶降解

PVA 水凝胶还具有一定的自修复性，能够在受损后自我修复，恢复其原有的结构和功能。这种自修复性有助于提高 PVA 水凝胶在软骨组织工程中的长期稳定性和耐用性。此外，PVA 水凝胶的生物相容性和可降解性使其成为软骨组织工程的理想选择。PVA 水凝胶能够在生物体内稳定存在，且在一定条件下可发生水解降解，生成无毒的小分子物质。这种特性使得 PVA 水凝胶能够与软骨组织形成良好的生物界面，促进软骨细胞的黏附和增殖。同时，随着软骨的修复和再生，PVA 水凝胶逐渐降解并被机体吸收，避免了二次手术取出的麻烦。

3. PVA 水凝胶的缺点

纯 PVA 水凝胶并不是理想的软骨修复材料，主要弊端主要有以下三个方面：

1）力学性能与天然软骨不匹配。据报道，软骨强度较高（9～40MPa）、韧性良好（冲击强度为 1000～15000J/m^2），并且具有弹性（破坏应变为 60%～120%）。物理交联的 PVA 水凝胶的力学性能取决于 PVA 分子的交联度和结晶度。纯 PVA 水凝胶的力学性能无法满足关节软骨修复材料的要求。

2）缺乏适当的多孔结构。通过冻融法制备的纯 PVA 水凝胶的孔径仅为几微米，甚至更小。为了提升 PVA 水凝胶力学性能，往往需要采用高浓度和高相对分子质量的 PVA，这会使 PVA 水凝胶的结构进一步致密化，较小的孔径和不足的孔隙度限制了营养物质和废物的传输与交换，以及细胞的渗透和生长，从而限制了 PVA 水凝胶作为组织工程中的基质的应用。

3）缺乏生物功能和生物活性。由于 PVA 是一种聚合有机化合物，虽然其高度亲水，但是其蛋白质吸附能力较差，导致其生物黏附性和生物活性较差。使用 PVA 水凝胶进行软骨修复时，修复效果可能会受到材料与天然软骨基质组成的相似性不足、软骨细胞生长状态不佳，以及与周围宿主软骨整合困难等因素的影响。

为了更好地解决上述难题，通常需要将 PVA 水凝胶与其他生物活性物质进行复合，以进一步增强其在软骨组织工程中的应用效果。例如：可以将生长因子、药物等生物活性物质与 PVA 水凝胶结合，形成具有特定功能的复合材料。这些复合材料能够在软骨缺损部位持续释放生物活性物质，促进软骨细胞的增殖、分化和基质合成，从而加速软骨的修复和再生过程。

4. 应用案例

目前，冻融法制备的 PVA 水凝胶在软骨组织工程中得到广泛应用。然而，由冻融法制备的 PVA 水凝胶的力学性能通常无法满足软骨替代的要求，因此许多研究团队开始探索如何通过物理手段来提高 PVA 水凝胶的力学性能。下面将通过四个案例介绍几种改性方法。

案例一

贺曦敏研究团队和上海交通大学朱新远教授合作提出了一种基于霍夫迈斯特效应的通用方法，可以赋予水凝胶广泛可调的力学性能。采用冷冻浸泡法，研究了离子对 PVA 凝胶的特定作用。不同离子对凝胶化的促进作用和增韧效果遵循以下顺序：阴离子，$SO_4^{2-} > CO_3^{2-} > CH_3COO^- > Cl^- > NO_3^- > I^-$；阳离子，$K^+ > Na^+ \approx Cs^+ > Li^+ \approx Ca^{2+} \approx Mg^{2+}$。各种离子与 PVA 分子链之间不同的相互作用方式是影响盐析/盐吸的重要因素。经不同盐溶液处理后，PVA 水凝胶的力学性能显示出遵循霍夫迈斯特效应的规律，更高浓度的盐溶液还会进一步增强 PVA 水凝胶的力学性能。因而，通过改变盐离子类型和浓度，可以大范围调整 PVA 水凝胶的力学性能。具体而言，其拉伸强度可从 50kPa±9kPa 调整至 15MPa±1MPa，断裂韧性从 $0.0167MJ/m^3 ± 0.003MJ/m^3$ 调整到 $150MJ/m^3 ± 20MJ/m^3$，拉断伸长率从 300%±100% 调整到 2100%±300% 等。用饱和的 Na_2SO_4 溶液处理过的 PVA 水凝胶具有较高的强度（15MPa±1MPa）、断裂韧性（$150MJ/m^3 ± 20MJ/m^3$）和拉断伸长率（2100%±300%），这种水凝胶是高韧且可拉伸的水凝胶。经典的霍夫迈斯特效应在各种亲水性聚合物中是通用的，因此该方法可以扩展到除 PVA 以外由亲水性聚合物组成的其他体系中。

案例二

研究人员通过聚丙烯酸（PAA）的引入来增强 PVA 水凝胶的强度。试验结果证实，通过冷拉处理后的，与纯 12%PVA 水凝胶相比，12%PVA/PAA 冷拉水凝胶的拉伸强度、拉伸模量和韧性分别提高了 40.8 倍、50.8 倍和 46.8 倍。图 5-5 和

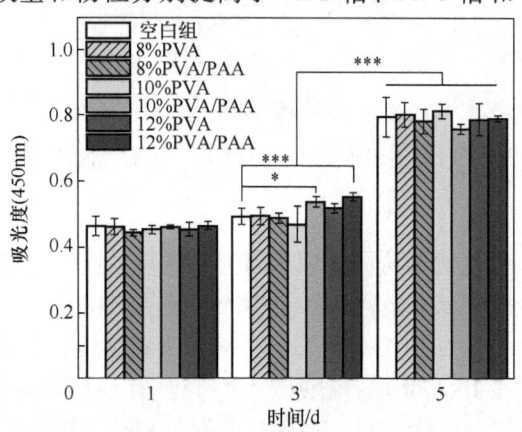

图 5-5　CCK8 法测定 MC3T3-E1 细胞在 1d、3d 和 5d 的增殖情况

注：*表示经过统计学分析具有统计学差异，其中，*表示 $p<0.05$，***表示 $p<0.001$。

图 5-6 所示为 CCK8 法测定 MC3T3-E1 细胞在不同水凝胶上 1d、3d 和 5d 的增殖情况及其在水凝胶表面的铺展形态。试验结果证实，将 PAA 引入并不会对 PVA 水凝胶的生物相容性产生影响，冷拉处理工艺也不会影响细胞在水凝胶的增殖和铺展情况。

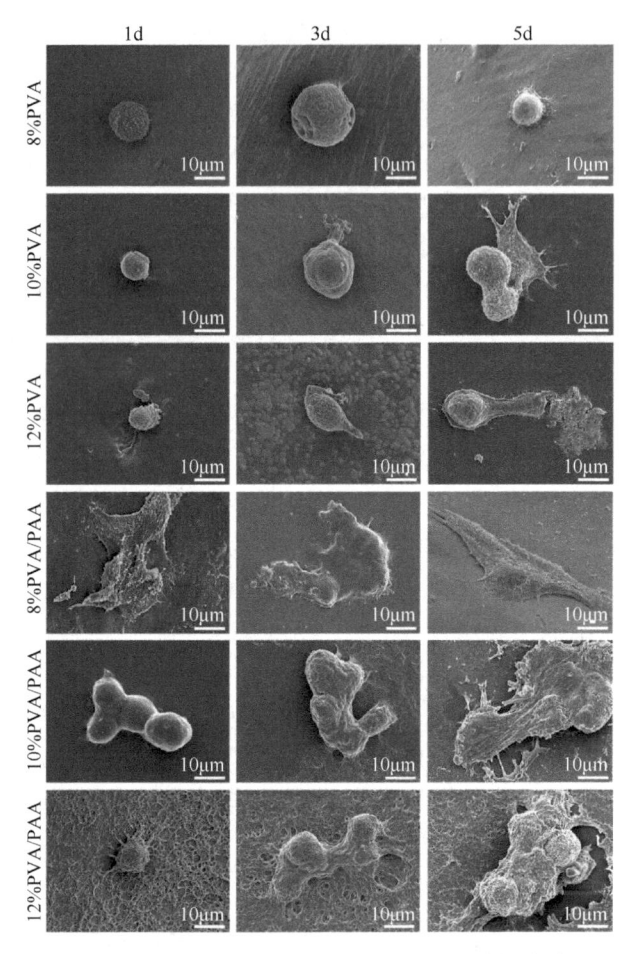

图 5-6　MC3T3-E1 细胞在 PVA 和不同浓度 PVA/PAA 水凝胶表面的铺展形态

案例三

研究人员基于多重氢键的协同效应和霍夫迈斯特效应，制备出了 PVA/PAA-硫酸铵水凝胶。该水凝胶展示了显著的综合力学性能：弹性模量为 0.7～3.6MPa，拉伸强度为 3.2～12.0MPa，拉断伸长率为 320%～650% 和断裂韧性为 4.5～30.0MJ/m^3，如图 5-7 所示。此外，PVA/PAA-硫酸铵水凝胶具有独特的弹簧状微观结构，在 30% 应变范围内表现出超弹性。与纯 PVA 水凝胶相比，PVA/PAA-硫酸铵水凝胶具有同样好的细胞相容性。因此，具有高强度、模量、韧性、超弹性及优良生物相容性的 PVA/PAA-硫酸铵水凝胶在软组织工程领域，如肌肉、肌腱和韧带中具有较好的应用前景。

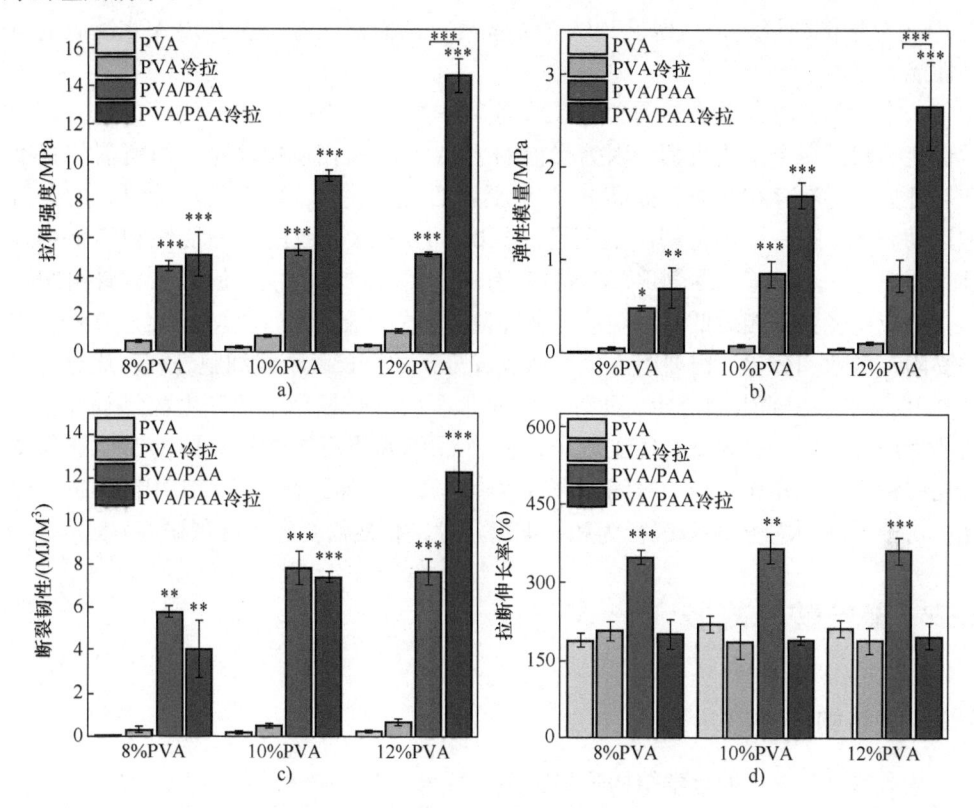

图 5-7　各种水凝胶的力学性能

a）拉伸强度　b）弹性模量　c）断裂韧性　d）拉断伸长率

注：∗表示经统计学分析具有显著性差异，其中，∗表示 $p<0.05$，∗∗表示 $p<0.01$，∗∗∗表示 $p<0.001$。

案例四

中国科学院化学研究所邱东和乔燕研究员利用非共价键的可调性和可逆性，开发了一种溶剂交换方法来制备高强度 PVA 水凝胶。从良溶剂到不良溶剂的交换，使得 PVA 聚合物分子内和分子间的相互作用首先被抑制，然后再被恢复，从而引起 PVA 聚合物溶解和交联。这一方法的关键是良溶剂，它有助于拉伸 PVA 聚合物构象使网络均匀化，从而形成具有很好的刚性、韧性、抗溶胀性和水下黏结性能的 PVA 水凝胶。溶剂交换法分两步制得 PVA 水凝胶。首先将 PVA 聚合物溶解在良溶剂中，以保持扩展的构象和交错的网络；之后，当溶剂置换为劣溶剂后，PVA 分子间相互作用得以恢复，从而形成坚硬的 PVA 水凝胶。由于冻融过程中 PVA 聚合物分子内和分子间强氢键，不能避免部分折叠盘绕链或聚集区域的存在，减少了交联结数，从而削弱了凝胶的力学性能，这种优劣溶剂置换就较好地解决了上述问题。

综上所述，以上方法相对于冻融法都增强了 PVA 水凝胶的力学性能，不论是利用霍夫迈斯特效应的冷冻浸泡法，还是溶剂交换法和冷拉处理的方法，它们都促进PVA分子链的聚集，提高了PVA的结晶度，从而都显著增强了PVA水凝胶的力学性能。

未来，PVA水凝胶在软骨组织工程应用中可能面临一系列挑战。首先，其力学性能仍然是一个主要瓶颈，因为当前的PVA水凝胶在模拟软骨组织所需的强度和韧性方面仍然存在挑战。提高PVA水凝胶的力学性能，以满足软骨组织的负荷和运动需求，是一个亟待解决的问题。其次，PVA水凝胶的生物活性和细胞相容性也需要进一步改善。尽管PVA本身具有一定的生物相容性，但其在软骨组织工程中的应用受到其相对低的细胞黏附和增殖能力的限制。为了更好地促进软骨细胞的黏附、增殖和分化，需要引入生物活性成分，如生长因子或细胞外基质成分，以提高PVA水凝胶的生物活性。此外，PVA水凝胶的长期稳定性和生物降解性也是需要考虑的问题。在软骨组织工程中，要确保PVA水凝胶在植入体内时能够保持结构的稳定性，并在适当的时间内进行生物降解，以促进新生软骨组织的形成。因此，对于PVA水凝胶的降解行为和长期稳定性，仍然需要深入开展研究。

5.2 聚乳酸水凝胶

5.2.1 结构与交联

聚乳酸（PLA）的化学结构式如图5-8所示。PLA是一种可生物降解、生物相容性良好、可再生的热塑性聚酯，主要源自玉米淀粉。

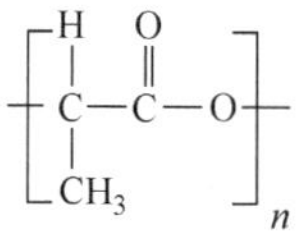

1. PLA的合成和分类

PLA的单体乳酸（LA）来源于自然物质，通常是通过玉米、甘蔗、马铃薯和其他生物质的细菌发酵产生的。PLA一般可以通过LA的直接缩聚制得，也可以由丙交酯经阴离子型、阳离子型和配位型的开环聚合制得。Carothers在1932年首次在真空下加热乳酸而获得低相对分子质量的PLA。由于其良好的力学性能和良好的加工性能，PLA是取代石油基聚合物的材料。PLA是一种疏水性聚合物，具有较差的韧性、缓慢的降解速率、较少的反应性侧链基团和低热稳定性，制造方便，并具有良好的生物相容性和热塑性。与其他可生物降解的聚酯相比，由于其可获得性和低成本，PLA是最具潜力的生物聚合物。根据PLA旋光性的不同，可分为外消旋聚乳酸（PDLLA）、左旋聚乳酸（PLLA）、右旋聚乳酸（PDLA）三种异构体。PLA的性质高度依赖于其异构体的比例。PLLA表现出更高的结晶度，可能导致较高的熔点和脆性。PLA的熔点通常在170~180℃之间，低于很多传统塑料，因此在3D打印过程中需要适当调整温度以确保流动性。它的玻璃化转变温度大约为60℃。

图5-8 PLA的化学结构式

2. PLA 水凝胶交联

在生物医学领域，PLA 水凝胶因具有优良的生物相容性、生物降解性及可调控的物理化学性能而备受关注。通过适当的交联方法，可以进一步调控 PLA 水凝胶的性能，使其更加符合特定应用需求。PLA 水凝胶常用的交联方式有化学交联和物理交联。常用的化学交联剂包括双酚类化合物、交联酶、环氧化合物等。例如：PEG、PEO 和羟基磷灰石等，能够与 PLA 反应形成交联结构，从而增强水凝胶的稳定性和力学性能。另外，一些特定的酶类如转酯酶、过氧化物酶等，也可以作为化学交联的催化剂，催化 PLA 聚合物链之间的交联反应。这种方法具有较高的选择性和效率，能够在温和的条件下完成交联反应，避免了对水凝胶结构和性能的不利影响。

物理交联是指通过物理方法将 PLA 聚合物链相互交联的过程，其过程中无须引入化学交联剂。常见的物理交联方法包括热凝胶化、冷冻-融化法和离子凝胶化等。在物理交联中，离子凝胶化剂如离子溶剂、盐类等，能够改变 PLA 分子链的构象，促使其形成稳定的水凝胶结构。同时，离子凝胶化剂可以调控水凝胶的孔隙结构和孔径大小，从而影响其吸水性能和药物释放行为。这些方法利用 PLA 分子之间的非共价作用力，如氢键、范德瓦耳斯键等，将聚合物链连接在一起形成三维网络结构，从而形成水凝胶。

通过静电纺丝技术将纳米氧化锌（nZnO）颗粒添加到 PLA 支架内部，对其进行 X 射线衍射（XRD）表征，如图 5-9 所示。从图 5-9 中可以明显看出，三种材料均在 1748.1 cm^{-1} 处表现出—CO 伸缩振动峰，在 1452.8 cm^{-1} 处表现出—CH_3 弯曲振动吸收峰，以及在 1181.4 cm^{-1} 处表现出的—C—O—吸收峰，这些都是 PLA 的主要特征峰。这些结果表明，PLA 的分子结构没有发生显著变化，功能团的化学结构在电纺过程中仍然保持不

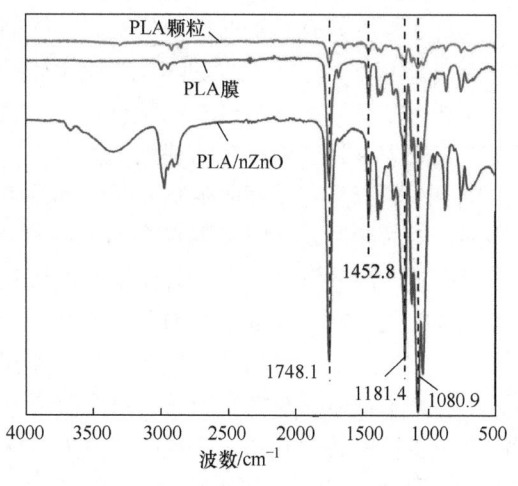

图 5-9 PLA/ZnO 复合材料 FTIR 峰谱

变。在电纺之后，功能团的振动吸收峰强度增加，这对应于疏水基团峰强度的增加，这可能归因于聚合物形态的变化，导致化学键偶极矩的增加。在 3200～3550 cm^{-1} 区域观察到的吸收峰表明存在分子间氢键，这表明 nZnO 和 PLA 在复合膜内形成了分子间氢键，这可以有效地固定氧化锌颗粒在 PLA 基体内。

在 PLA 水凝胶的制备中，交联方式和交联剂的选择是影响其性能的关键因素。通过合理设计交联方法，可以实现对 PLA 水凝胶拉伸强度、弹性模量和压缩强度

的精确调控，使其能够承受组织工程和医学修复等应用场景中的力学负荷。此外，PLA 水凝胶的结构还赋予了其一定的可塑性和加工性。在制备过程中，可以通过调节聚合条件、交联方式和加工温度等参数，制备出具有不同形状、尺寸和孔隙结构的 PLA 水凝胶。这种可塑性和加工性使得 PLA 水凝胶能够适应多种复杂的组织缺损修复需求。在药物递送方面，PLA 水凝胶的结构特点也为其带来了优势。通过将药物分子包裹在水凝胶的三维网络中，可以实现药物的缓慢释放和持续作用。同时，PLA 水凝胶的生物降解性还使得药物递送系统能够在完成任务后自行降解，避免了二次手术移除。

5.2.2 物理化学特性

PLA 水凝胶作为一种重要的生物材料，其物理化学特性对于其在组织工程、药物传递、生物传感器等领域的应用具有至关重要的作用。

PLA 水凝胶通常呈现为无色或浅黄色的透明或半透明状，这与其高度有序的分子结构和良好的结晶性有关。其密度通常为 1.20~1.30kg/L，这使得 PLA 水凝胶在液态和固态之间具有适中的体积和质量。此外，PLA 水凝胶的熔点通常为 15~185℃，玻璃化转变温度则为 60~65℃，这些热学性能使得 PLA 水凝胶在高温下能够保持稳定的形态和结构。

PLA 水凝胶具有一定的拉伸强度、拉断伸长率、弯曲模量和弯曲强度。这些力学性能使得 PLA 水凝胶在受到外力作用时能够具有一定的抵抗能力，从而保持其完整性和稳定性。此外，PLA 水凝胶还具有良好的弹性和可塑性，易于加工成型，这使得它成为各种应用领域的理想选择。

PLA 水凝胶具有良好的生物相容性和可生物降解性。PLA 的酯键容易受到水解作用的影响而断裂，从而导致聚合物的降解。这种生物降解性使得 PLA 水凝胶在体内能够被逐渐分解和代谢，避免了长期植入物可能引起的副作用和并发症。但是值得注意的是，PLA 降解产生的乳酸具有一定的酸性，可能会对周围组织的环境产生影响，它进一步将分解为 CO_2 和 H_2O。同时，PLA 水凝胶具有良好的生物相容性，不会与生物体组织发生明显的排斥反应。PLA 水凝胶还可以通过改性、交联等方法进一步拓展其性质和应用范围。例如：通过引入亲水基团、改变相对分子质量或立体构型等方式，可以调整 PLA 水凝胶的亲水性、降解速率和力学性能等。这些改性方法使得 PLA 水凝胶能够更好地适应不同的应用需求。

5.2.3 生物学行为

作为一种潜在的生物材料，PLA 最大的优点就在于来源广泛且成本低，同时 PLA 还具有优异的生物相容性。但是纯 PLA 的强度和生物活性并不能够满足软骨组织工程的需要，均需要对 PLA 进行改性或者其他活性成分掺杂来达到使用目的的需求。因此，研究 PLA 水凝胶的生物学行为对于其在医学领域的应用中是至关重要。其生物学行为主要包括:其在生物体内的降解、生物相容性、细胞相互作用及组织再生等方面的反应。

PLA 水凝胶是一种生物降解性材料,可以在体内逐渐分解为无毒的代谢产物,如乳酸和二氧化碳,并被人体正常代谢排出。其降解速率受到多种因素影响,如水凝胶的结构、交联程度、pH 值、温度等。适度的降解速率可以确保水凝胶在组织修复和再生过程中提供支撑,并为新生组织提供必要的支持。

为了预测 PLA 在羟基磷灰石(HA)不同碳纳米管(CNT)复合之后的降解性能,将其浸泡在 PBS 水溶液中,放置于 37℃ 的恒温振荡箱中,经过体外 21d 的降解后,分别于 14d 和 21d 后取出,对其降解后的质量和降解后的结构变化进行了表征。如图 5-10 所示,尽管 CNT 的引入不会对其孔径结构产生太大影响,但是其大幅增强了 PLA 复合材料的抗降解能力,这主要归功于 CNT 可以作为独特力学支撑

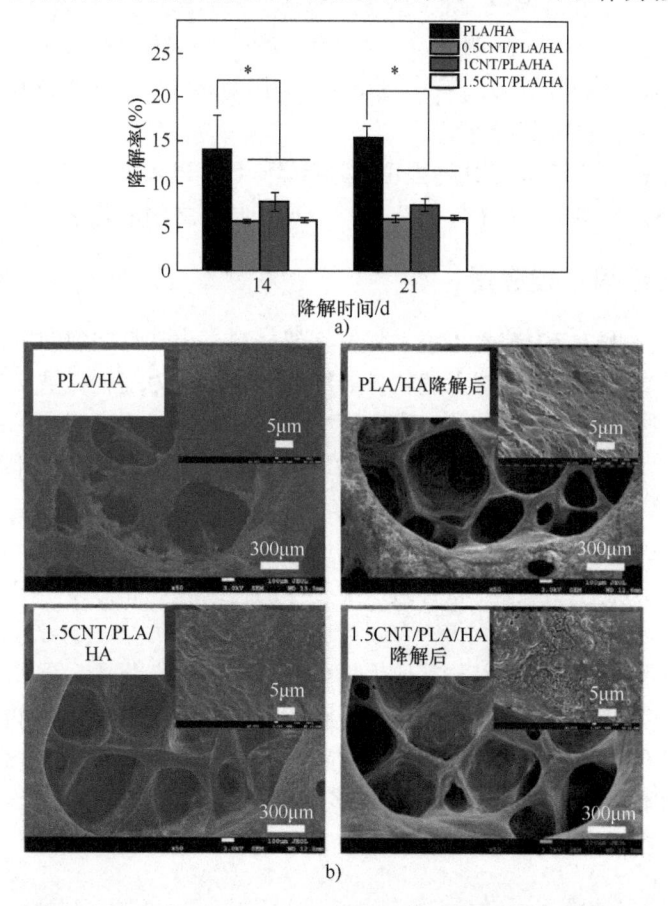

图 5-10 CNT/PLA/HA 复合水凝胶的体外降解率和结构变化

a)降解率 b)降解前后 SEM 观察

注:*表示与 PVA/羟基磷灰石组比较具有统计学差异,$p<0.05$。

的性能及其与 PLA 之间的结合能力。如图 5-11 所示，观察到 PLA/HA 和 CNT/PLA/HA 支架具有相同的特征 FTIR 吸收峰位置。出现了相应于 C—O—C 键和 C＝O 伸缩振动的峰（在 1090cm^{-1}、1189cm^{-1} 和 1750cm^{-1} 处），P-O 不对称弯曲振动的峰（在 873cm^{-1}、963cm^{-1} 和 1035cm^{-1} 处），以及—CH、—CH—伸缩振动的峰（在 1460cm^{-1} 和 2948～3010cm^{-1} 处），进一步表明 PLA 和 HA 复合物的状况良好。添加 CNT 后，复合材料的峰略微变窄，特别是在 1751cm^{-1} 处峰强度略有下降（与 PLA/HA 多孔支架相比），这证实了 CNT 不同含量的—OH 与 PLA 的—COOH 基团之间的化学相互作用。

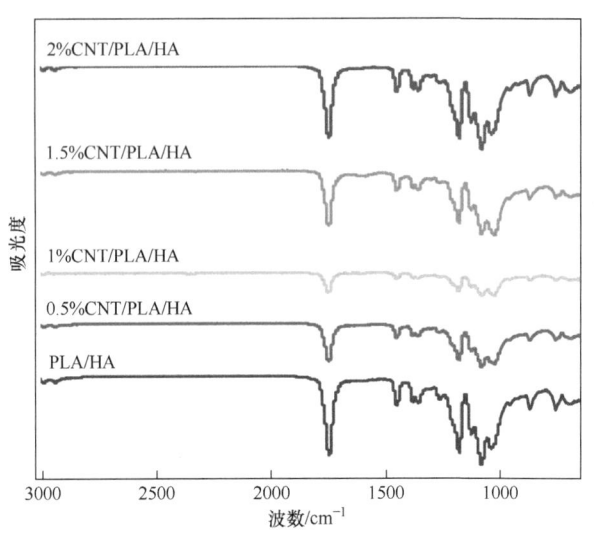

图 5-11 CNT/PLA/HA 复合水凝胶的红外光谱

5.2.4 软骨组织工程应用

PLA 水凝胶可以作为软骨组织工程的支架材料，为软骨细胞的生长提供三维空间。其三维网络结构能够模拟天然软骨的细胞外基质，为细胞提供支撑和营养物质的传输通道。通过调控水凝胶的交联密度、孔隙率和降解速率等参数，可以实现对软骨细胞生长和分化过程的精确调控。PLA 水凝胶可以与多种生长因子（如 TGF-β、BMP 等）结合，来增加其生物活性或者促软骨再生的目的。这些生长因子能够促进软骨细胞的增殖和分化，加速软骨基质的合成和沉积。通过将生长因子与水凝胶结合，可以实现生长因子在软骨组织工程中的持续释放和持续作用，提高软骨修复的效果。

另外，PLA 水凝胶还可以与其他生物材料，如天然高分子、合成高分子等进行复合。这种复合方式可以进一步改善水凝胶的力学性能、生物活性和降解速率等性质。例如：将 PLA 水凝胶与胶原、明胶等天然高分子复合，可以提高水凝胶的生物相容性和细胞黏附性；而与 PEG、聚多巴胺等合成高分子复合，则可以改善水凝胶的力学性能和稳定性。

案例一

Vinikoor T 等人提出了一种可注射、可生物降解的压电水凝胶。该水凝胶由静电纺丝 PLLA 纳米纤维制成，可以注射到关节中，并在超声波激活下自行产生局部电信号，以驱动软骨愈合。体外数据显示，超声压电 PLLA 纳米纤维水凝胶可以增强细胞迁移并诱导干细胞分泌 TGF-β1，从而促进软骨形成。在体内，患有骨软骨临界尺寸缺陷的兔子接受超声激活压电水凝胶后，软骨下骨形成增加，透明软骨结构改善，力学性能良好，接近健康的天然软骨。这种水凝胶具有良好的可注射性能，并且对水凝胶的相关理化性能进行了表征。试验证实，这种压电水凝胶不仅可用于软骨愈合，而且还可适用于其他组织再生。

案例二

Ruiming Liang 等人开发了一系列基于木质素的纳米纤维作为软骨组织工程的抗氧化支架。通过开环聚合将 PLA 接枝到木质素中，然后进行静电纺丝来设计纳米纤维。改变系统中的木质素含量，能够调整所得纳米纤维的理化性质，包括纤维直径、黏弹性及抗氧化活性等。体外试验研究表明，PLA-木质素纳米纤维可以保护骨髓间充质干/基质细胞免受氧化应激并促进软骨分化。此外，动物试验研究表明，木质素纳米纤维可以在植入后 6 周内促进软骨再生和修复软骨缺损。研究还表明，基于木质素的纳米纤维可以作为抗氧化组织工程支架，促进软骨再生用于骨关节炎治疗。

案例三

当 CNT 的质量分数为 1.5% 时，显著增强了所得 PLA/HA 的力学性能，其弯曲弹性模量为 868.5MPa±12.34MPa，拉伸弹性模量为 209.51MPa±12.73MPa，拉伸强度为 3.26MPa±0.61MPa，如图 5-12 所示。进一步对上述复合支架的细胞相容

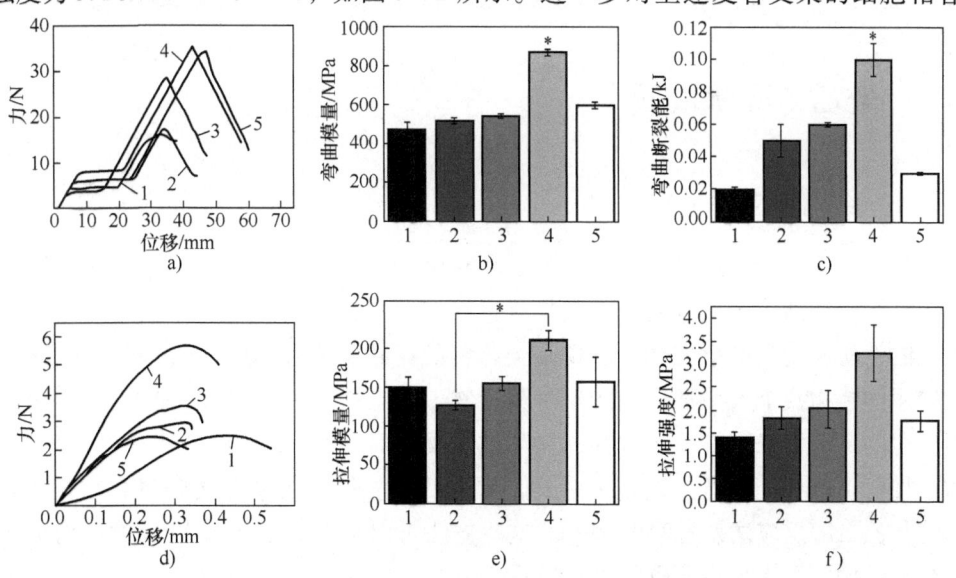

图 5-12 CNT/PLA/HA 复合水凝胶的力学性能

a) 弯曲加载力-位移曲线　b) 弯曲模量　c) 弯曲断裂能　d) 拉伸力-位移曲线　e) 拉伸模量　f) 拉伸强度
1—PLA/HA　2—0.5% CNT/PLA/HA　3—1% CNT/PLA/HA　4—1.5% CNT/PLA/HA　5—2% CNT/PLA/HA

注：*表示经过统计学比较后具有显著性差异，$p<0.05$。

性进行了表征，如图5-13所示，L929细胞在PLA复合支架上表现出良好的铺展性能和优良的细胞相容性。

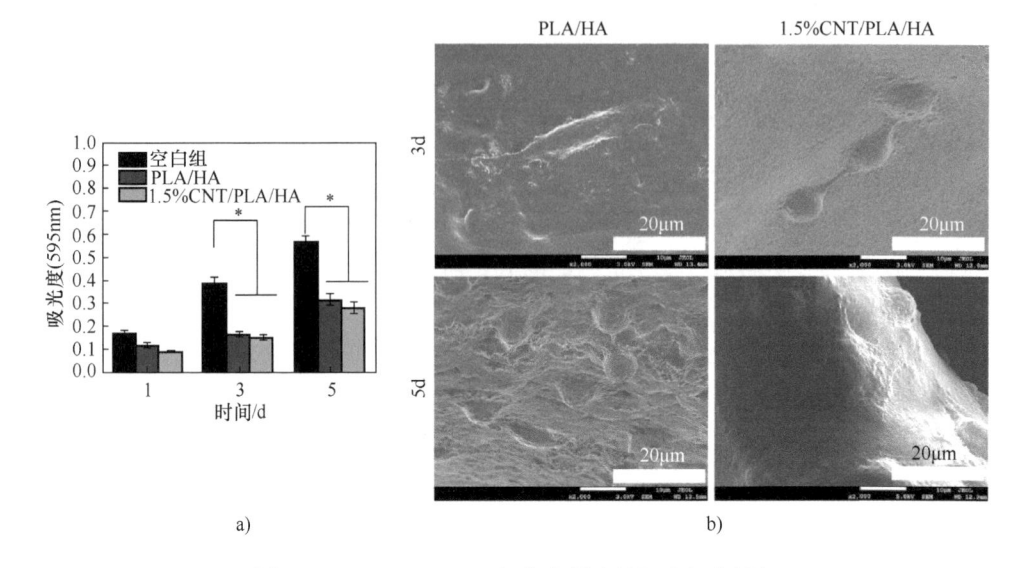

图5-13 CNT/PLA/HA复合水凝胶的细胞行为研究
a) MTT细胞增殖结果 b) 细胞在PLA/HA和1.5% CNT/PLA/HA细胞铺展情况
注：*表示与空白组比较经过统计学分析具有统计学差异，$p<0.05$。

5.3 聚乙二醇水凝胶

5.3.1 结构与交联

聚乙二醇（PEG）的化学结构式如图5-14所示。作为一种水溶性聚醚型高分子化合物，因其具有良好的生物相容性和可调控的性质而受到广泛关注。PEG是美国食品药品监督管理局批准用于药物及个人护理产品的一种聚合物，甚至被认为是口服安全的。这种聚合物易于改性，在形成水凝胶后具有良好的力学性能。PEG的制备方法多种多样，常见的方法包括聚缩醛交联聚合法、环氧乙烷与乙二醇反应法及乙酸酐法等。这些方法可以根据需求调节PEG的相对分子质量和结构，以满足不同应用领域的需求。

图5-14 PEG的化学结构式

PEG具有线性和分支（多臂或星形）结构。基本的PEG结构是具有两个羟基末端的PEG，这两个羟基可以转化为其他功能基团，如甲氧基、羧基、氨基、硫醇、叠氮化物、乙烯磺酮、叠氮化物、乙炔和丙烯酸酯。这两个功能末端基团可以相同（对称）或不同（不对称），这对于水凝胶的形成或与生物分子的偶联非常灵活。常见的三种制备 PEG 水凝胶的交联方法包括：线性或分支 PEG 聚合物的辐射、PEG 丙烯酸酯的自由基聚合，以及特定的化学反应，如缩合反应、迈克尔加成、Click 化学、天然化学连接和酶反应。

PEG 水凝胶制备的最常见方法是光聚合，在生理温度和 pH 值下，利用光将液态 PEG 大分子溶液转变为固态水凝胶。PEG 丙烯酸酯是用于光聚合的主要大分子类型，包括 PEG 二丙烯酸酯（PEGDA）、PEG 二甲基丙烯酸酯（PEGDMA）和多臂 PEG 丙烯酸酯（n-PEG-Acr）。图 5-15 所示为 PEGDA-单宁酸水凝胶交联方式。PEG 水凝胶不具有天然降解性，但可以通过引入可降解片段［如聚酯、聚丙烯酸丁酯（PPF）、缩醛和二硫键］来改变以增强降解。作为可水解降解的嵌段材料，聚羟基酸（如聚乳酸 PLA、聚乙醇酸 PGA）和聚己内酯（PCL）是常用的选择。通过环氧开启聚合反应合成了三嵌段（ABA）聚合物：PLA-PEG-PLA 和 PGA-PEG-PGA；末端带有丙烯酸酯，分别生成 PLA-PEG-PLA 二丙烯酸酯和 PGA-PEG-PGA 二丙烯酸酯。此外，已经使用硫醇丙烯酸酯反应制备了具有增强降解作用的水凝胶，其酯键连接到 PEG 链。

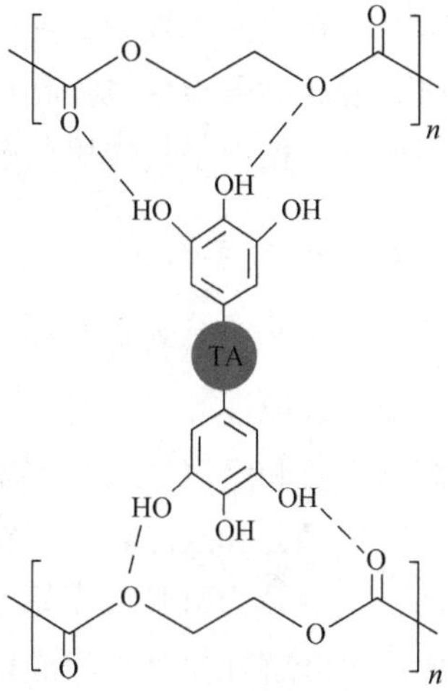

图 5-15 PEGDA-单宁酸水凝胶交联方式

5.3.2 物理化学特性

PEG 的沸点 >250℃，闪点为 270℃，在水中的溶解度依赖于相对分子质量。低相对分子质量的 PEG 几乎可以无限溶解，随着相对分子质量的上升其溶解度显著下降。通常 PEG 溶解后为无色澄清液体。

不同相对分子质量的 PEG 具有特殊特征，PEG 相对分子质量在 700 以下者，在 20℃时为无色无臭不挥发黏稠液体，略有吸水性；相对分子质量在 700~900 之间者为半固体；相对分子质量为 1000 及以上者为浅白色蜡状固体或絮片状石蜡或流动性粉末。

PEG 水凝胶的高度亲水性是其突出的物理性能之一。其亲水性源于 PEG 分子中氧原子的极性结构，这使得水凝胶在水相中具有良好的溶胀性能。PEG 水凝胶能够与生物体内水分相互作用而保持稳定的性能，这使得 PEG 水凝胶成为理想的生物医学材料。其次，PEG 水凝胶的可调控孔隙结构是其在应用中的关键物理化学特性之一。通过调节制备过程中的条件，如聚合物浓度、交联方式和交联剂浓度等，可以实现对水凝胶内部孔隙结构的精准控制。这种可调控性使得 PEG 水凝胶能够满足不同应用场合对孔隙性能的需求。例如：在药物传输中，可以通过调整孔隙大小和分布来实现对药物释放速率的调节。

PEG 水凝胶具有良好的形状保持能力和可塑性，这使其能够适应不同的应用需求，如在组织工程中，可以通过调整凝胶的形状和结构来匹配不同组织的要求。同时，凝胶的可塑性也为其在生物医学领域的微纳米制备和定向修饰提供了便利，从而进一步拓展了其应用范围。

5.3.3 生物学行为

PEG 水凝胶具有良好的生物相容性，其生物相容性主要体现在它与生物体组织的低免疫原性和低毒性。这使得 PEG 水凝胶可以被用作组织工程的支架材料，为细胞生长和组织修复提供有利环境。同时，PEG 水凝胶的生物相容性也使其成为生物传感器和医疗器械等领域的理想选择，这是因为它与生物体内环境的相容性有助于减少异物引起的不适反应。另外，PEG 水凝胶的可降解性也是一个重要的方面。可降解性使其在完成特定任务后能够自行分解，避免在体内积累产生不良影响。这对于一些需要暂时性支撑或药物释放的应用场合尤为重要。可降解性不仅降低了对外科手术的依赖性，同时也有助于减少患者的不适感和术后并发症。

PEG 水凝胶在生物体内具有良好的生物相容性和生物惰性，通常不会引发免疫原性反应，也不易被生物体内的酶系统降解，从而能够在体内循环一段相对较长的时间，为药物递送和医疗材料的应用提供了便利。由于 PEG 水凝胶的高度亲水性和生物相容性，它常被用作药物递送系统的载体材料。PEG 水凝胶可以包裹药物分子，形成纳米粒子或胶体，从而提高药物的溶解度、稳定性和生物利用度。此外，PEG 水凝胶还可以调节药物的释放速率和靶向性，实现药物的控释和靶向输送，提高治疗效果并降低副作用。

5.3.4 软骨组织工程应用

基于 PEG 的光聚合系统已在临床应用中得到广泛研究。Elisseeff 等人通过经光聚合制备了一种可注射的 PEG 水凝胶，并用于软骨修复。临床前试验结果显示，治疗后 7 周观察到了新软骨的形成。然而，PEG 水凝胶也存在一些缺点，如降解速率慢和细胞黏附性差等。硫酸软骨素（CS）作为软骨组织工程支架的一种流行材料，具有安全性和出色的生物相容性。然而，纯 CS 支架的快速降解为有效地再生类似于天然关节软骨的新组织带来了挑战。同时，PEG 的生物聚合物由于其卓越的力学性能、持久的体内稳定性和低免疫性而经常被用作结构组成材料。Xiaolin Li 等人提出，CS 和超支化多功能 PEG 共聚物（HB-PEG）的组合可以协同促进软骨修复。巯基官能化的 CS（CS-SH）/HB-PEG 水凝胶支架是通过硫醇-烯反应制得的。该水凝胶具有快速胶凝，优异的力学性能和降解性能。研究证实，大鼠脂肪间充质干细胞在 CS-SH/HB-PEG 水凝胶中表现出极大的细胞活力，并改善了软骨形成。此外，可注射的水凝胶支架减少了干细胞的炎症反应。

案例一

SKAALURE 等研究了一种基于光点击硫醇-烯 PEG 水凝胶，用于软骨损伤修复。该水凝胶交联网络由源自聚蛋白聚糖酶切割位点的肽段构成。通过包埋不同来源的牛软骨细胞［包括幼年与成年牛软骨细胞和经促炎性脂多糖（LPS）刺激后的成年牛软骨细胞］并进行为期 12 周的培养，评估了该新型水凝胶在软骨组织工程中的应用潜力。结果证实：无论哪种细胞来源，经过 12 周的培养后，PEG 水凝胶压缩模量降低 1/2，但没有明显的溶胀行为。幼年和成年牛软骨细胞在可降解水凝胶中形成富含有聚蛋白聚糖和 II 型胶原的透明样基质（胶原 I/X 较少），而不可降解水凝胶则生成纤维化/肥厚性软骨。水凝胶压缩模量随降解时间延长而下降，但基质质量显著提升，且未引发炎症反应。LPS 刺激进一步降低成年细胞基质的产生，但不影响聚蛋白聚糖酶活性。该材料通过细胞介导的局部降解促进软骨再生，展现出临床潜力。

案例二

通过将明胶（Gel）-氨基葡萄糖盐酸盐（GH）混合交联环糊精金属有机框架（G-GH/CL-CD-MOF）形成复合水凝胶，制备了一种抗感染治疗与营养补充结合的复合水凝胶治疗 OA。聚乙烯醇二缩水甘油醚是 GH 和 Gel 的交联剂，可解决在 37℃下力学性能和水溶性差的问题。CL-CD-MOF 通过简单的单步化学反应制造，交联了环糊精金属有机框架中的亲水羟基与酚二酸碳酸酯。对 CL-CD-MOF 进行电子显微镜观察和 X 射线衍射分析，可以看到完美的多孔形态和混乱的内部结构。通过将 CL-CD-MOF 浸泡在高浓度布洛芬（IBU）溶液中制备了 CL-CD-MOF@IBU。CL-CD-MOF@IBU 均匀分散在明胶和 GH 的混合溶液中，以制备用于长效药物递送系统的 G-GH/CL-CD-MOF@IBU 复合水凝胶。G-GH/CL-CD-MOF@IBU 复合水凝胶的压缩曲线显示出非线性弹性行为。循环加载—卸载压缩表明，G-GH/CL-CD-MOF@IBU 复合水凝胶在 50% 应变下形状保持完好。在第 14 天，G-GH/CL-CD-MOF@IBU 复合水凝胶降解了 87.1%，释放了 61% 的 IBU。G-GH/CL-CD-MOF@IBU 在与 MC3T3-E1 细胞共同培养时表现出良好的生物相容性，如图 5-16 所示。总之，G-GH/CL-CD-MOF@IBU 复合水凝胶的某些力学性能、持续药物释放行为和良好的生物相容性使其在骨关节炎治疗中的应用前景较好，它能够实现长期持续的营养补充和抗炎作用。

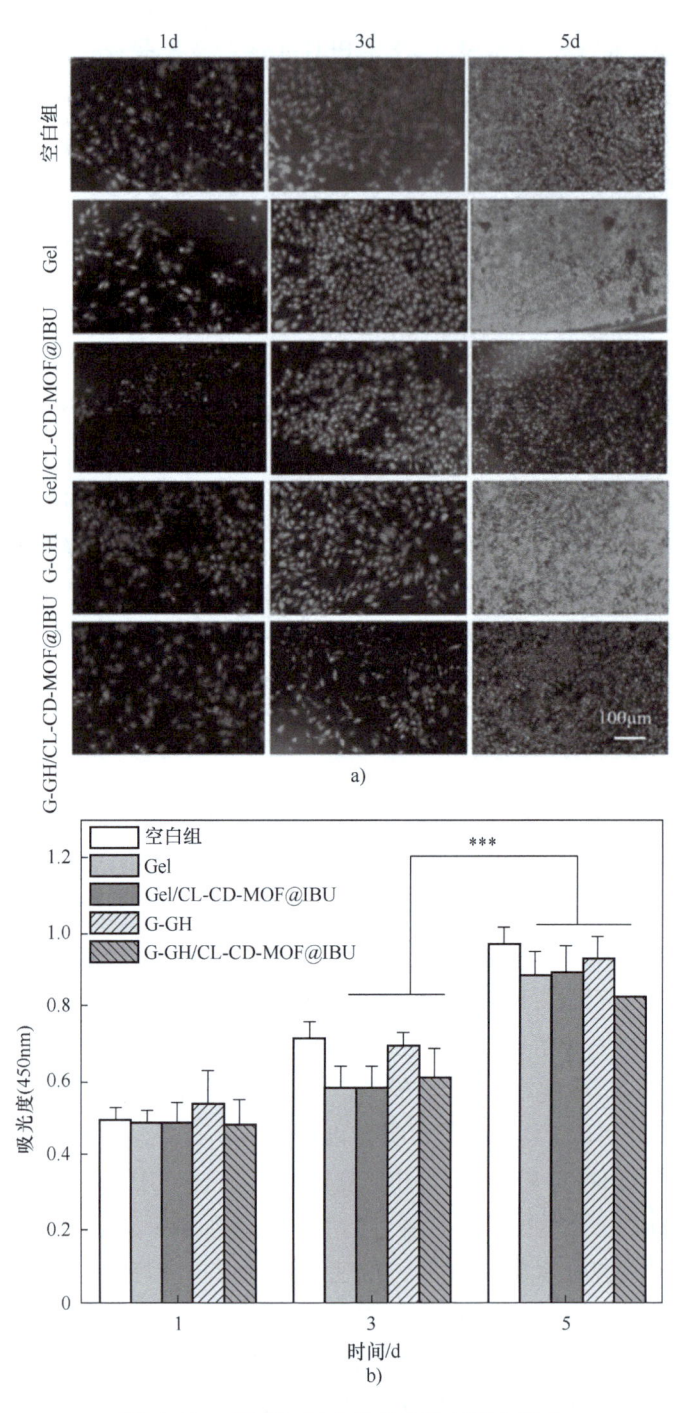

图 5-16　MC3T3-E1 细胞的细胞活性和增殖

a) 细胞在 1d、3d 和 5d 的细胞活死染色　b) 细胞 CCK-8 增殖结果

注：＊＊＊表示经过统计学分析具有显著性差异，$p<0.001$。

5.4 聚己内酯水凝胶

5.4.1 结构与交联

聚己内酯又称聚 ε-己内酯（PCL），是一种有机高分子聚合物，其化学结构式如图 5-17 所示。PCL 一般不溶于水，但可溶于部分非极性溶剂（如氯仿、甲苯、二氯甲烷）和某些极性溶剂（如二甲基亚砜 DMSO）。PCL 是由 ε-己内酯在金属有机化合物（如四苯基锡）作催化剂、

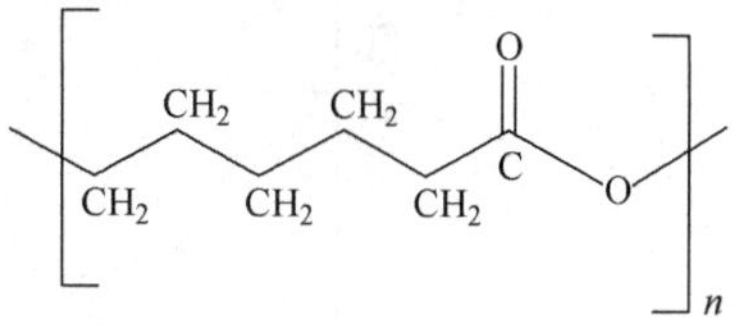

图 5-17　PCL 的化学结构式

二羟基或三羟基作引发剂条件下开环聚合而成，属于聚合型聚酯，通过控制聚合条件，可以获得不同的相对分子质量。其外观为白色固体粉末，无毒，不溶于水，易溶于多种极性有机溶剂。PCL 是相容性良好且可生物降解的聚酯材料，具有优异的力学性能和加工性能，可用作细胞生长支持材料，可与多种常规塑料互相兼容，自然环境下 6~12 个月即可完全降解。此外，PCL 还具有良好的形状记忆温控性质，被广泛应用于药物载体、增塑剂、可降解塑料、纳米纤维纺丝、塑形材料的生产与加工领域。

化学交联是 PCL 水凝胶中常用的一种方法。通过共价键，PCL 链段被连接成三维网络结构。常用的化学交联剂包括多官能团化合物，如 1,4-丁二醛、乙二醇二醚等。这些交联剂能够与 PCL 链段上的活性基团（如羟基）发生反应，形成稳定的共价键。例如：1,4-丁二醛是一种含有两个醛基的小分子，能够与 PCL 链段上的羟基发生缩合反应，形成亚胺键，从而将 PCL 链段连接在一起。这种交联方式能够提高 PCL 水凝胶的强度和稳定性，但同时也可能影响其生物相容性和可降解性。乙二醇二醚则是一种含有两个醚键的交联剂，能够与 PCL 链段上的羟基发生醚化反应，形成稳定的醚键连接。这种交联方式相对较为温和，对 PCL 水凝胶的生物相容性和可降解性影响较小。

除了化学交联外，物理交联也是 PCL 水凝胶中常用的一种方法。通过静电纺丝工艺制备的 PCL 和 PLA 复合纤维膜并未有新的特征峰出现或明显的峰移，如图 5-18 所示。这表明 PCL 与 PLA 之间未发生显著的相互作用，仅为物理结合。物理交联主要依赖于 PCL 链段之间的物理相互作用，如氢键、范德瓦耳斯键等。这种交联方式不需要额外的交联剂，而是通过调整 PCL 水凝胶的制备条件（如温度、pH 值、离子强度等）来实现链段之间的连接。物理交联的 PCL 水凝胶通常具有较好的生物相容性和可降解性，但强度和稳定性相对较低。

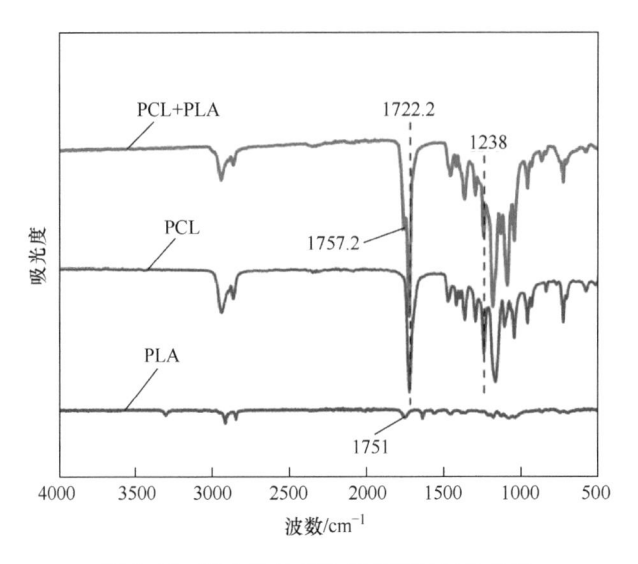

图 5-18　静电纺丝 PCL 纤维膜的红外光谱

5.4.2　物理化学特性

早在 1950 年，Carothers 等人就合成了高相对分子质量的内酯聚合物，并发表了 ε-己内酯（ε-CL）聚合的研究报告，为以后内酯的聚合研究奠定了基础。此后各国学者对 ε-CL 的聚合机理、动力学行为等做了深入广泛的研究，开发了各类高活性的催化剂。PCL 是一种半晶型的高聚物，熔点为 60℃，玻璃化转变温度（T_g）约为 -60℃。其重复的结构单元上有 5 个非极性的亚甲基—CH_2—和一个极性的酯基—COO—，分子链中的 C—C 键和 C—O 键能够自由旋转，这样的结构使得 PCL 具有很好的柔性和加工性，可以挤出、注塑、拉丝、吹膜等。此外，PCL 的结构特点也使得它可以与许多聚合物进行共聚和共混。PCL 的一个严重缺陷是其熔点非常的低，只有 60℃左右，因此其耐热变形性较差。

PCL 是一种重要的生物可降解材料，具有多种独特的物理化学特性。首先，PCL 水凝胶呈现透明或半透明的凝胶状结构，具有良好的形态稳定性。其分子结构由重复的己内酯单体组成，形成线性排列的聚合物链。这些聚合物链相互交错并形成三维网络结构，赋予水凝胶特有的形态和性质。此外，PCL 水凝胶具有良好的溶解性，在多种有机溶剂中均可溶解，如氯仿、甲苯和二甲基亚砜等，这使得 PCL 水凝胶可以方便地用于溶液法制备或加工成各种形状的材料。在物理性能方面，PCL 水凝胶具有较低的玻璃化转变温度，通常在 -60℃左右，这使得其在常温下呈现出橡胶状态，具有一定的柔韧性和可塑性，适合于各种生物医学应用。PCL 水凝胶具有较低的熔点，便于在温和条件下进行加工和成型，特别适合于 3D 打印。

此外，PCL 水凝胶具有良好的力学性能，包括较高的弹性模量和耐久性，能够提供有效的支撑和保护，适用于软组织修复和重建等方面。

5.4.3 生物学行为

　　PCL 也是一种被美国食品药品监督管理局批准的具有很好生物相容性的聚合物。但是，PCL 是一种疏水材料，细胞不易附着。任何支架材料的最基本和最重要的标准是初始细胞附着和增殖。从细胞生物学的角度来看，大多数细胞倾向于在硬基底上附着，这有利于细胞铺展和增殖，这是依赖"锚定点"的。因此，通常需要在 PCL 中加入无机物，如羟基磷灰石、生物陶瓷和石墨烯等材料来增加其细胞"锚定点"。还有一种方式就是，通过接枝修饰其他高分子基团来改善其细胞黏附能力。

　　PCL 的低熔点（约60℃）使其成为 3D 打印和快速原型制作的方便材料。PCL 的潜在生物医学应用包括制造植入物，特别是用于组织、骨骼和软骨工程的支架，外科缝合线和其他医疗器械。还可以使用 PCL 对微米和纳米球中的药物进行包封，这些药物可以通过口服或注射给予。PCL 在人体内的生物降解速率低于其他一些生物相容性聚酯，如 PLA 和聚乙二醇酸，使其更适用于长期药物输送系统。

　　PCL 除此之外，PCL 还具有一定的生物活性。PCL 可以与其他生物活性分子结合，如生长因子、细胞因子等，以进一步提高其在组织工程中的应用效果。这些生物活性分子能够促进细胞的增殖、分化和组织再生，从而加速组织修复和愈合。例如：将 PCL 与生长因子结合后，可以显著提高其在骨组织工程中的成骨效果，促进骨缺损的修复。PCL 的生物学行为使得其在多个生物医学领域具有广泛的应用前景。在药物传递方面，PCL 可以作为药物载体，通过控制药物的释放速率和靶向性，实现药物的精准递送。在细胞培养和组织工程方面，PCL 可以作为支架材料，为细胞提供适宜的生长环境，促进细胞的增殖和分化。此外，PCL 还可以用于制备生物传感器、电极材料等，为生物医学研究提供有力支持。

　　PCL 的生物降解性是其在生物医学应用中的另一个重要特性。PCL 可以在生理环境下被逐渐水解，并通过代谢途径排出体外。这种生物降解性使得 PCL 在植入体内后能够逐渐消失，避免了长期植入可能引起的副作用，如材料老化、力学性能下降等。此外，PCL 具有可控的降解速率和降解途径。PCL 的降解速率可以通过调整其相对分子质量、结晶度及表面形貌等因素来控制，从而使其适应不同应用场合下的降解需求。一般而言，PCL 在体内较为缓慢地降解，降解时间可在数月至数年之间，这使得其特别适用于长期支持组织生长或修复的应用。PCL 的降解途径主要涉及酯键的水解，这一过程可以在体内的酶催化下进行，也可以在非酶催化的条件下进行。

　　结合 3D 打印技术和静电纺丝技术制备一种能促进皮肤伤口愈合的 PCL 基双层支架，双层 PCL 基皮肤创面修复支架细胞增殖结果如图 5-19 所示。外层由经过优化的 PCL/PLA 通过静电纺丝制备而成，可模拟表皮，具有防水和抗细菌渗透的特性，其拉伸模量为19.69MPa±0.66MPa。内层则由优化的海藻酸钠/PVA/壳聚糖季铵盐三维打印而成。内层结构孔隙率为70%~90%的拉伸模量为0.82MPa±0.01MPa，含水率可达到85%以上。内层对金黄色葡萄球菌的抗菌效果测试表明，形成的抑菌区直径为1.61cm±0.35cm。此外，还使用CCK-8和活/死试验检测了人真皮成纤维细胞的活力。结果表明，含有6%PVA的双层支架没有明显的细胞毒性作用。双层非对称敷料符合皮肤力学性能的要求，为临床皮肤创伤提供了有效的修复策略。

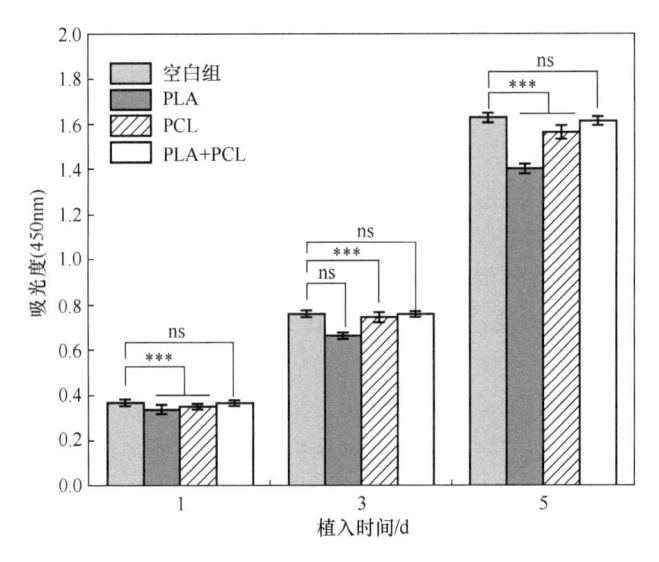

图5-19 双层PCL基皮肤创面修复支架细胞增殖结果

注：＊＊＊表示经统计学分析具有显著性差异，$p<0.001$；ns表示经过统计学分析无统计学差异。

5.4.4 软骨组织工程应用

PCL水凝胶在软骨组织工程中的应用具有显著的优势和潜力。首先，PCL水凝胶的三维网络结构模拟了天然软骨的细胞外基质（ECM），为软骨细胞的生长、增殖和分化提供了理想的微环境。这种结构允许细胞在凝胶内部均匀分布，保持细胞的形态和功能，并促进细胞间的相互作用和信号传递。其次，PCL水凝胶具有良好的生物相容性和生物活性，能够与软骨细胞和谐共存，并支持细胞的生长和代谢。这种相容性减少了免疫排斥反应的风险，使得PCL水凝胶成为软骨组织工程的理想选择。同时，PCL水凝胶的惰性使其在体内环境中不易引发炎症或其他不良反应，从而保证了植入体内的长期稳定性。此外，PCL水凝胶的可降解性也是其在软骨组织工程中的重要特性。随着软骨组织的再生和成熟，PCL水凝胶可以逐渐降解，被新生的软骨组织所替代。这种降解过程与软骨组织的自然生长和重塑过程相协调，避免了长期植入可能引起的副作用。

案例一

采用静电纺丝技术和3D打印技术，制备了PCL基复合支架。从材料制备、理化性能表征和体外细胞学行为和抗菌能力等方面，对该复合支架进行了充分表征，综合验证了所制备材料在骨软骨组织工程领域应用的潜力。如图5-20所示，通过活死染色验证了所制备PCL基复合支架1d、3d、5d的细胞活性，从而得出所制备的PCL基复合支架具有良好的细胞活性和增殖效果。

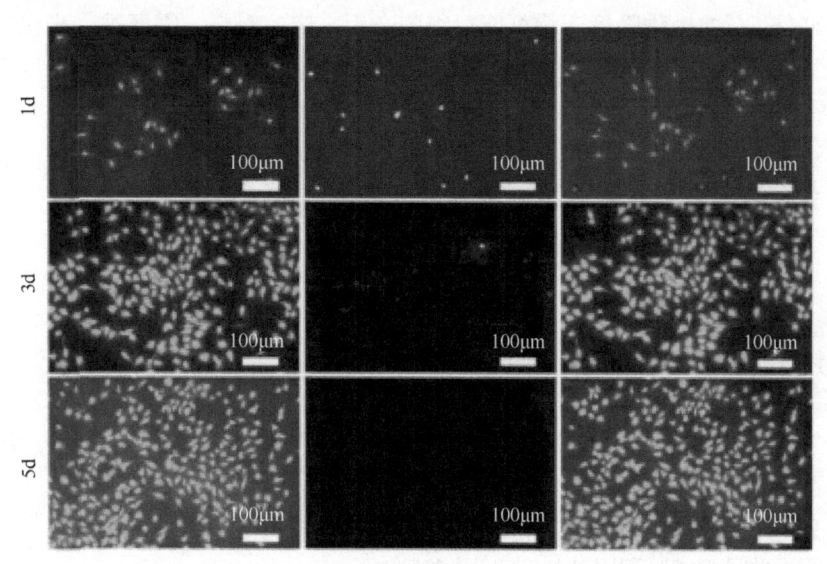

图5-20　PCL基复合支架细胞1d、3d、5d活死染色结果

案例二

林云锋研究员等人利用3D打印技术，开发了一种基于壳聚糖（CS）/PCL混合水凝胶，并应用于软骨再生系统。该混合水凝胶含有间充质干细胞（SMSC）和四面体框架核酸（TFNA）。TFNA是一种用于改善再生微环境的DNA纳米材料，可以促进SMSC的增殖和向软骨分化能力。CS作为一种阳离子多糖，可以通过静电作用与DNA结合，并在关节腔注射后在体内募集游离TFNA。3D打印的PCL支架提供了基本的机械支撑，TFNA为输送的SMSC的增殖和软骨分化提供了良好的微环境，促进了软骨再生，从而大大提高了软骨缺损的修复。

案例三

Gokhan Bahcecioglu等人通过3D打印成型PCL支架，并分别用琼脂（Ag）和明胶甲基丙烯酸酯（GelMA）水凝胶浸渍内部和外部区域，构建了一种模拟原生组织生化结构的人工半月板。在将负荷有猪纤维软骨细胞的结构培养8周后，相较于PCL支架，Ag的存在促进了糖胺聚糖（GAG）的产生，大约为原来的4倍，而GelMA的存在促进了胶原产生，大约为原来的50倍。为了模拟生理负荷环境，将形状为半月板的PCL水凝胶构建物，在动态应变水平逐渐从外部区域（初始厚度的2%）增加到内部区域（10%）时进行了动态刺激。水凝胶的加入保护了细胞免受动态应力造成的机械损伤。动态刺激导致 Ag 浸渍内部区域的 II 型胶原比例增加（从总胶原的50%增加到60%），并导致 GelMA 浸渍外部区域的 I 型胶原比例增加（从60%增加到70%）。综上结果证实，该研究成功地工程化了一种内部类软骨、外部类纤维软骨的半月板。

然而，尽管 PCL 具有诸多优点，但在实际应用中仍须注意其潜在的风险和挑战。例如：PCL 的生物降解产物可能对细胞产生一定的影响，需要进一步研究其生物安全性和代谢途径。此外，PCL 的力学性能和稳定性仍须进一步优化，以满足不同应用场景的需求。

5.5 聚乳酸-羟基乙酸水凝胶

5.5.1 结构与交联

聚乳酸-羟基乙酸共聚物（PLGA）是由乳酸（LA）和羟基乙酸（GA）按不同比例聚合而成的一类生物高分子材料，其化学结构式如图5-21所示。

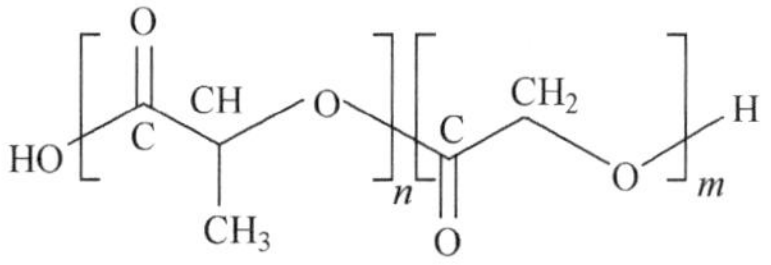

1. PLGA 的分类

图 5-21 PLGA 的化学结构式

不同的单体比例可以制备出不同类型的 PLGA，如 PLGA 75∶25 表示该聚合物由 75% 乳酸和 25% 羟基乙酸组成。乳酸和羟基乙酸单体通过酯键连接，形成线性、无定形的脂肪族聚酯，PLGA 合成方法可分为以下两类：

1）乳酸和羟基乙酸直接聚合。这种方法得到的 PLGA 通常相对分子质量较低、分布较广。

2）丙交酯和乙交酯开环聚合。该方法得到的 PLGA 相对分子质量更高、更均匀。

PLGA 是一种可降解的功能高分子有机化合物，具有良好的生物相容性、无毒、良好的成囊和成膜的性能，被广泛应用于制药、医用工程材料和现代化工业领域。

2. PLGA 水凝胶交联

制备 PLGA 水凝胶的交联方法主要包括化学交联和物理交联两大类。化学交联方法通常使用自由基引发剂、迈克尔加成反应交联剂或点击化学交联剂等，这些交联剂通过与 PLGA 链上的官能团发生化学反应，形成共价键，从而构建三维网络结构。过硫酸铵和 N，N，N′，N′-四甲基乙二胺作为自由基引发剂，通过产生自由基来引发 PLGA 链上的双键发生聚合反应，形成三维网络结构。迈克尔加成反应交联剂，如甲基丙烯酸酐（MA）或甲基丙烯酸缩水甘油酯（GMA），这些交联剂可以与PLGA链上的羟基或氨基发生迈克尔加成反应，形成共价键交联。

物理交联方法则依赖于温度敏感型聚合物、聚电解质等物理相互作用来实现交联。这些方法通过温度变化、离子相互作用等非共价键方式，使PLGA链间形成物理交联点。例如：利用PLGA链上的温度敏感基团，如聚（N-异丙基丙烯酰胺）（PNIPAAm），在温度变化时发生相转变，形成物理交联点。离子交联则是通过引入带有相反电荷的离子基团，如聚电解质，使PLGA链之间发生离子相互作用，形成物理交联。

5.5.2 物理化学特性

PLGA保留了乳酸和羟基乙酸的一些性质，如乳酸的刚性、疏水性和缓慢降解性，以及羟基乙酸的延伸性、相对较小的疏水性和较快的降解性。一般来说，提高羟基乙酸的单体含量可以增加聚合物的亲水性，但是聚合物结构的无定形程度也会相应增加。研究表明，乳酸与羟基乙酸质量比分别为85:15和75:25的PLGA降解周期通常约为8周和16周。当两种单体的质量比为50:50时，PLGA微球的降解速率最快，这是因为乳酸与羟基乙酸质量比为50:50的PLGA结晶度最低，亲水性最高，有助于水渗透到聚合物基质中，加快降解速率。此外，较高的乳酸与羟基乙酸比会增加微球的表面粗糙度，但降低了微球的表面孔隙率。

PLGA水凝胶具备温度敏感性，其相转变行为受温度影响，可以在一定温度范围内发生从溶液到凝胶的转变。这种温度敏感性使得PLGA水凝胶能够响应外部环境的变化，为药物的控制释放提供了可能。此外，PLGA水凝胶的三维网络结构模拟了天然软骨的细胞外基质，为细胞提供了适宜的生长环境，促进了细胞的黏附、增殖和分化。PLGA水凝胶还具有良好的成型性和可塑性，可以通过溶液浇铸、热压成型或3D打印等方法制备成各种形状和结构的支架或载体。这种成型性使得PLGA水凝胶能够与受损组织紧密接触，并提供良好的支撑和引导，促进组织的修复和再生。

在化学特性方面，PLGA水凝胶的降解性能是其最为突出的特点之一。破坏酯键会导致PLGA的降解，降解程度随单体比不同而有差异，乙交酯比例越大越易降解。也存在特例，当两种单体的质量比为50:50时，降解速率会更快，差不多需要两个月。PLGA的降解产物是乳酸和羟基乙酸，同时也是人代谢途径的副产物，所以当它应用在医药和生物材料中时不会有毒副作用。因此，PLGA水凝胶具有良好的生物相容性和可降解性。此外，PLGA水凝胶还可以通过化学修饰引入不同的官能团，如羟基、羧基等，从而赋予其更多的功能特性。例如：引入羧基的PLGA水凝胶可以与金属离子发生螯合作用，用于制备生物传感器；引入羟基的PLGA水凝胶则可以与生物活性分子（如生长因子、蛋白质等）结合，用于促进组织再生和修复。

通过调整 PLGA 的组成比例和相对分子质量，可以改变其溶解度、力学性能和降解速率，从而实现对水凝胶性能的精确控制。这种可调控性使 PLGA 水凝胶能够满足不同组织工程和药物传递应用的特定需求。因此，PLGA 水凝胶独特的物理化学特性使其在生物医用领域具有巨大的应用潜力。其温度敏感性、三维网络结构，以及良好的生物相容性和可降解性等特点使得其在组织工程和药物递送等领域具有广泛的应用前景。同时，通过化学修饰和药物控释等技术的引入，可以进一步拓展 PLGA 水凝胶在生物传感器和个性化医疗等领域的应用范围。

5.5.3 生物学行为

PLGA 水凝胶具有良好的生物相容性，其组成成分与生物体自身组织的成分相似，因此不易引起免疫排斥反应。PLGA 通过美国食品药品监督管理局认证，被正式作为药用辅料收录进美国药典。当 PLGA 水凝胶植入体内后，它能够与周围组织良好结合，形成稳定的界面，避免了炎症反应和排斥反应的发生。PLGA 水凝胶的生物学行为还表现在其对细胞的响应上。由于其独特的三维网络结构，PLGA 水凝胶能够为细胞提供适宜的生长环境。细胞可以在水凝胶内部均匀分布，保持其形态和功能，并与其他细胞进行相互作用和信号传递。这种细胞响应使得 PLGA 水凝胶在细胞培养和组织工程中具有广泛的应用。

除了 PLGA 水凝胶以外，PLGA 也常被作为载药微球应用于组织工程。PLGA 被认为是制备微球的理想材料，在人体内很容易被吸收，可以通过酶或非酶过程自然分解，分解产物为水和二氧化碳，可以通过正常的代谢途径消除。PLGA 微球具有良好的生物相容性和生物降解性、负载亲水性和疏水性分子的广泛性、保护药物不被降解从而缓释药物的可能性、修饰表面电荷的可行性及靶向特定细胞或器官的可能性等优点，在生物医学领域得到了广泛的应用。因此，PLGA 微球常被用作药物载体或直接作为注射填充材料用于再生医学，多种 PLGA 微球已被开发和应用于组织工程领域。值得关注的是，PLGA 微球具有疏水性、副产物酸性、长期稳定性差及力学性能差等缺点。当前制备 PLGA 微球的方法有：乳化法、微流控技术、电喷雾、喷雾干燥法、超临界流体技术等，每种技术均有相应优缺点和应用领域。

5.5.4 软骨组织工程应用

案例一

Xuezhou Li 等设计出了 PLGA-PEG-PLGA 多层支架。在这项工作中，卡托吉宁（KGN）是一种新兴的软骨诱导非蛋白质小分子，被载入聚 PLGA-PEG-PLGA 的热凝胶中，以制造合适的骨髓间充质干细胞（BMSC）微环境，从而实现了有效的软骨再生。试验结果表明，Gel/KGN/BMSC 组与其他对照组相比，新生软骨表面更光滑，并且含有更多的糖胺聚糖（GAG）和 II 型胶原（Col II），也就证明了这类新生软骨更接近于天然软骨成分，提高了该多层支架的生物相容性。

案例二

Lang Bai 等人首先通过乳化设计负载 KGN 的 PLGA 多孔微球，然后通过酰胺化反应与 CS 锚定，开发出一种新型多孔微球（PLGA-CS@KGN）作为干细胞扩增载体。PLGA-CS@KGN 载体与间充质干细胞（MSC）进行共培养后，将输送系统原位注射到胶囊腔中。体内外试验表明，PLGA-CS 微球具有高达 $1 \times 10^4/\text{mm}^3$ 的高细胞承载能力，可以有效保护 MSC，促进其在骨关节炎微环境中的控释。同时，微球内装载的 KGN 与 PLGA-CS 有效配合，诱导 MSC 分化为软骨细胞。总的来说，这些研究结果表明，PLGA-CS@KGN 微球具有较高的细胞负载能力，适应细胞的迁移和扩张，并促进 MSC 细胞像软骨细胞分化。

在软骨组织工程中，PLGA 水凝胶可以作为细胞支架，为软骨细胞提供三维生长空间。其三维网络结构不仅有利于细胞的黏附、增殖和分化，还能够促进细胞间的相互作用和信号传递。此外，PLGA 水凝胶的降解性能与软骨组织的生长和重塑过程相匹配，避免了长期植入可能引起的副作用。PLGA 水凝胶还可以作为药物递送系统，将生长因子、抗炎药物等生物活性分子载入水凝胶中，并在植入部位实现缓慢释放。同时，PLGA 水凝胶还可以与其他生物材料相结合，形成复合支架，进一步提高其力学性能和生物活性。然而，在软骨组织工程应用中，PLGA 水凝胶还面临着一些挑战和问题。例如：如何更进一步提高水凝胶的生物相容性和细胞黏附性，以促进软骨细胞的更好生长；如何调节水凝胶的降解速率和力学性能，以更好地匹配软骨组织的生长需求；如何实现水凝胶的大规模生产和质量控制等。

第 6 章

新型水凝胶在软骨组织工程中的应用

前面的两章，分别介绍了常规天然水凝胶和合成水凝胶在软骨组织工程中的应用。尽管这些传统水凝胶在软骨组织工程已经有一些应用，但它们仍存在一些局限性。首先，许多传统水凝胶缺乏必要的强度，无法承受体内软骨组织的压力和摩擦。其次，这些水凝胶的生物降解速率往往难以与软骨组织的自然修复速度相匹配。另外，传统水凝胶往往不具备自我修复能力，在植入人体后，水凝胶往往受到诸多因素影响导致其出现不可逆的损伤。最后，它们在模拟软骨特有的生物化学环境方面也常常表现不足，这限制了它们在促进软骨再生方面的效果。因此，传统水凝胶在满足软骨修复需求上的不足，激发了科研人员对于新型水凝胶的探索和开发。

新型水凝胶的出现，标志着软骨组织工程领域的一次重要突破。与传统水凝胶相比，这些先进的材料在设计和功能上更为精密和多样化。一方面，新型水凝胶通过改进化学组成和物理结构，获得了更好的力学性能和更高的可控性。例如：通过交联密度的调整和复合材料的使用，可以显著提高水凝胶的弹性和韧性，使其更接近天然软骨的力学特性。另一方面，新型水凝胶还通过引入生物活性分子和细胞诱导性因子，增强了其生物功能。这些特性使得新型水凝胶不仅能提供物理支撑，还能主动参与细胞的黏附、增殖和分化，从而更有效地促进软骨的再生。新型水凝胶的分类也反映了它们的多功能性和专门化。

基于不同的设计原则和应用需求，新型水凝胶可以分为几个主要类别：

1）可注射水凝胶，因其侵入性小和应用方便而备受青睐。这类水凝胶可以直接注射到损伤的软骨部位，随后在体内凝固（如温敏性成胶、pH 成胶或者磁/光成胶等），形成支持细胞生长和组织再生的结构。这种方法不仅减少了手术的创伤性，还允许水凝胶更精准地填充损伤区域。

2）高强度水凝胶，特别设计了模拟软骨的高强度和耐久性。这种水凝胶能够承受关节活动中产生的压力，同时提供必要的支持，以促进软骨细胞的生长和组织的重建。

3）药物控释水凝胶则引入了创新的治疗概念。它们不仅作为软骨再生的支架，还能够控制地释放药物，如抗炎药物或生长因子，以促进修复过程。这种定向释放机制最大限度地增加了药物的效果，同时减少了全身性副作用。

4）3D打印水凝胶通过先进的3D打印技术，水凝胶结构可以精确地定制，以符合患者特定的软骨损伤形状和大小。这种个性化的方法提高了修复材料与原有组织的适配性，从而增强了修复效果和生物相容性。

5）自愈合水凝胶拥有独特的自修复特性，能在受到损伤后自我恢复其结构和功能。这种特性使得水凝胶在长期应用中更为耐用，特别是在承受重复负荷的关节软骨修复中表现出色。

本章将主要介绍注射水凝胶、高强度水凝胶、药物控释水凝胶、3D打印水凝胶和自愈合水凝胶在软骨组织工程中的应用。

6.1 可注射水凝胶

可注射是在描述水凝胶一种功能性，并非某种材料属性，众多生物材料均可以在特定环境下实现可注射性。可注射水凝胶通常具有多孔的网络结构，它能在吸收大量水分的同时保持其结构的稳定。这些网络结构由交联的聚合物链组成，具有独特的性能，如弹性、柔软性和相对的强度。这些水凝胶可以通过注射针头在未固化的状态下注入体内，在体内完成固化过程。它们在生物医学领域，尤其是在药物递送、组织工程和伤口愈合中，特别是在不规则创伤治疗方面，显示出极大的潜力。这些应用领域要求水凝胶具备特定的生物相容性、生物降解性，以及足够的强度以承受生理环境中的压力。

1. 可注射水凝胶材料选取

为了确保可注射水凝胶的有效注射和在体内的适应性，最主要的一点就是材料的选取。材料选取时，应主要考虑聚合物的相对分子质量、相对分子质量分布、聚合物链的柔韧性和交联密度等因素。相对分子质量越高和交联密度越大提供的强度越强，而过高的相对分子质量或过密的交联可能导致注射困难。材料的溶解度和溶胀性也是重要因素。溶解度决定了材料在注射前的处理方式和在体内的释放行为。溶胀性影响着水凝胶在体内的体积稳定性和药物释放特性。此外，聚合物的化学结构，如官能团的类型和分布，直接影响其与细胞和生物组织的相互作用。

2. 可注射水凝胶的流变学和稳定性

可注射水凝胶在注射过程中应保持良好的稳定性和适当的流变性。稳定性确保在注射过程中不会发生相分离或成分沉降，而适当的流变性确保材料能够通过细小的针头注入，同时在体内迅速恢复其凝胶状态。流变性是描述物质流动和变形行为的物理属性。理想的可注射水凝胶应具有假塑性流变行为，即在施加压力（如注射过程中）时流动性增加，而在停止施压后迅速恢复其凝胶状态。这通常需要调节聚合物浓度、引入适当的增稠剂或使用特定的聚合物来实现。此外，温度敏感性也是一个关键因素，某些水凝胶在体温下会发生凝胶化，这对于保证其在体内的稳定性至关重要。

3. 可注射水凝胶的降解性

可注射水凝胶通常也是可降解水凝胶，这意味着它们能够在体内降解并被代谢，从而减少了长期植入材料可能引起的慢性炎症或免疫反应。由于可以通过细针注射，可注射水凝胶提供了一种最小侵入性的治疗方法，减少了传统外科手术所带来的疼痛、感染风险和恢复时间。这些水凝胶可以用于精准的药物递送，允许将药物直接输送到目标组织或器官。通过控制水凝胶的组成和结构，可以实现药物的缓释或定向释放。可注射水凝胶的多功能性使其能够在多种医疗应用中使用，包括组织工程、伤口愈合、药物递送和美容整形等。

4. 可注射水凝胶潜在弊端

一些可注射水凝胶，尤其是天然高分子，可能具有有限的强度，这限制了它们在承受较高机械应力应用中的使用。尽管大多数可注射水凝胶具有良好的生物相容性，但在某些情况下，它们或其降解产物可能会触发免疫反应。这种反应可能是由于材料本身、残留的交联剂或其他添加剂引起的。可注射水凝胶的注射操作需要专业的技术，注射深度、速度和量的控制都是确保治疗效果和安全性的关键。不当的注射技术可能导致材料分布不均、局部组织损伤，甚至引起并发症。控制可注射水凝胶在体内的降解速率也是一个挑战。过快的降解可能导致功能丧失，而过慢的降解可能增加长期并发症的风险。降解速率须根据特定的临床需求进行精确调节。高质量的可注射水凝胶的研发和制造成本相对较高。对于合成聚合物，确保批次间的一致性和满足医疗级标准是必要的，但这可能会增加成本。

5. 可注射水凝胶的生物医学工程应用

在应用领域的拓展方面，再生医学将是可注射水凝胶的主要应用领域之一，尤其是在组织工程和干细胞疗法中。结合生长因子、细胞或其他生物活性分子，水凝胶可以作为支架，促进组织的再生和修复。同时，随着慢性病发病率的上升，水凝胶在慢性疾病管理中的药物递送系统也将成为研究的重点。此外，个性化医疗的趋势将促进水凝胶与3D打印和生物打印技术的结合，实现针对特定患者需求的定制化治疗。在面临的挑战方面，随着新材料和技术的引入，确保其安全性和有效性的临床试验变得尤为重要。

利用羧甲基壳聚糖/海藻酸钠，制备了一种基于施夫碱反应快速形成原位可注射的止血水凝胶。羧甲基壳聚糖/海藻酸钠水凝胶通过施夫碱反应展现出优异的抗菌性和黏附性。此外，羧甲基壳聚糖/海藻酸钠水凝胶通协同作用直接激活内源性凝血通路，以增强止血效果。在体内止血研究的结果显示，羧甲基壳聚糖/海藻酸钠水凝胶显著加速了止血，并减少了肝出血模型和尾部截肢模型中的血液损失。因此,由于其良好的黏附性、抗菌性、生物相容性、血液相容性和高效的快速止血效果,羧甲基壳聚糖/海藻酸钠水凝胶有望成为快速临床止血的潜在材料。

案例一

在传统明胶甲基丙烯酸酯(GelMA)水凝胶中,加入羟基磷灰石微球和 Ag 离子,制备了一种具有抗菌和促骨生成的可注射水凝胶。命名如下:GelMA 的质量分数为 10%,在其中加入羟基磷灰石的质量分数分别为 0%、1%、3% 和 5%,命名为 G10H0、G10H1、G10H3 和 G10H5。试验结果证实,所制备的复合水凝胶由于羟基磷灰石微球的存在,表现出良好的黏附性和抗弯曲性。可注射 Ag-羟基磷灰石微球/GelMA 水凝胶物理性能表征如图 6-1 所示。此外,Ag-羟基磷灰石微球/GelMA 对金黄色葡萄球菌和大肠杆菌表现出良好的抗菌活性,能够显著降低植入后细菌感染的风险。根据细胞试验,Ag-羟基磷灰石微球/GelMA 水凝胶具有细胞相容性,并且对 MC3T3 细胞具有低毒性,如图 6-2 所示。

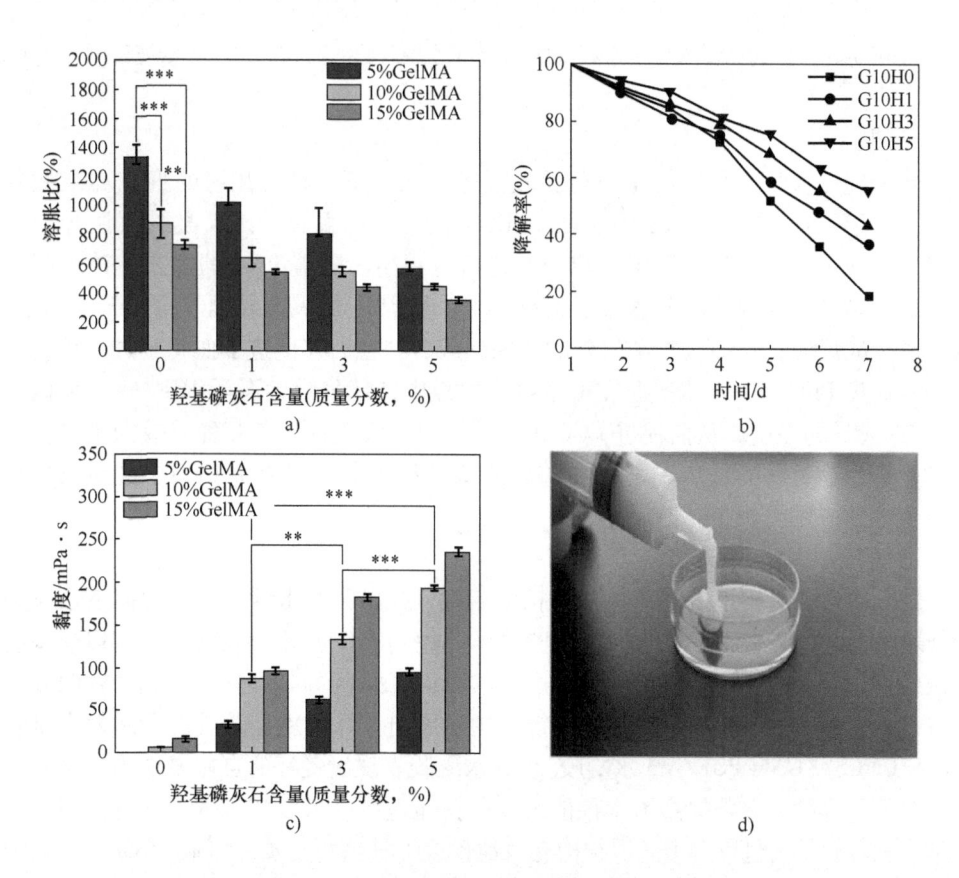

图 6-1 可注射 Ag-羟基磷灰石微球/GelMA 水凝胶物理性能表征

a)溶胀比 b)降解率 c)黏度 d)挤出性能

注:*表示经统计学分析具有显著性差异,其中,**表示 $p<0.01$,***表示 $p<0.001$。

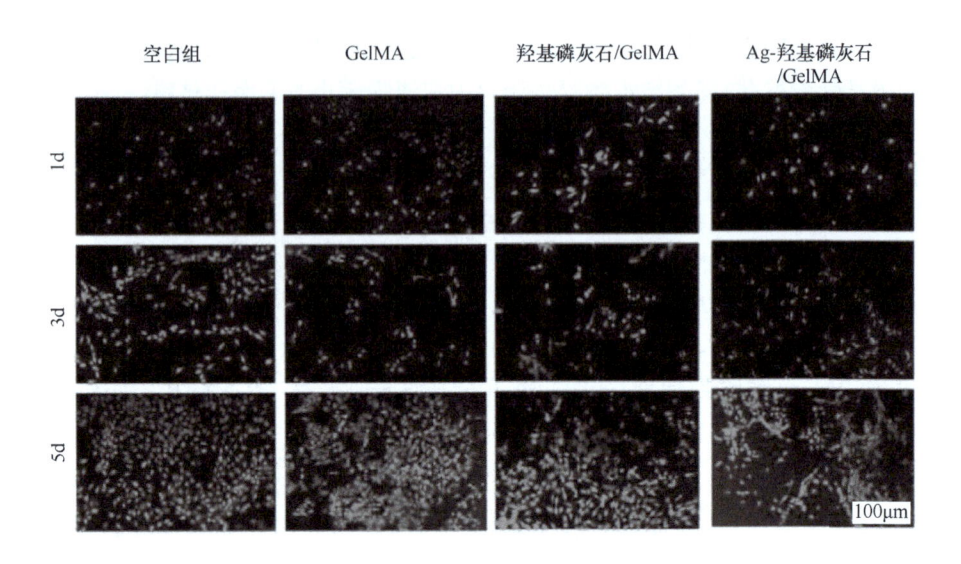

图 6-2　可注射 Ag-羟基磷灰石微球/GelMA 水凝胶的细胞 1d、3d、5d 活死染色

案例二

华东理工大学刘昌胜院士、袁媛教授等人开发了一种可注射的聚（癸二酸甘油酯）-共聚（乙二醇）/聚丙烯酸（PEGS/PAA）水凝胶，该水凝胶可诱导低氧环境，并通过原位铁螯合重塑（ECO）进行骨再生。随着 PAA 的加入，该水凝胶在注射后呈现出黏弹性和与铁离子高效螯合，激活了低氧诱导因子-1（HIF-1α），抑制了炎症反应，从而改善了软骨的早期形成，并在后期促进了血管生成。更重要的是，通过 PEGS/PAA 水凝胶在整个再生过程中持续稳定地激活 HIF-1α，可以实现软骨/成骨的平衡，从而促进 ECO 的发展。这些发现提供了一种有效的策略，可通过基于生物材料的铁离子螯合和随后的低氧环境来实现原位 ECO，这为未来在骨再生中的应用提供了新的思路。

案例三

Jia Liu 等人受到地铁隧道桩基结构的启发，提出了纳米纤维复合微通道水凝胶的新颖设计。以醛聚乙二醇/羧甲基壳聚糖（APA/CMCS）水凝胶为基础，以热敏明胶微棒（GM）为成孔剂，并采用负载卡托素（KGN）的同轴静电纺聚乳酸/明胶纤维（PGF）作为增强剂和药物递送系统，构建了纳米纤维复合微通道可注射水凝胶（APA/CMCS/KGN@PGF/GM 水凝胶）。该水凝胶表现出良好的自修复能力，PGF 纳米纤维的引入可以显著提高力学性能。该药物递送系统可以实现 KGN 的持续释放，以配合软骨修复的过程。微通道结构有效地促进了骨髓间充质干细胞（BMSC）在水凝胶内增殖和向内生长。体外和动物试验表明，APA/CMCS/KGN@PGF/GM 水凝胶可以增强 BMSC 的软骨形成，并促进兔软骨缺损模型中新软骨的形成。

这些应用不仅证明了可注射水凝胶在软骨组织工程中的有效性，还揭示了其设计和功能化的多样性。从提高强度到引入生物活性分子，可注射水凝胶的开发正变得越来越精细和定制化。随着材料科学、生物工程和纳米技术的进一步融合，预期未来将有更多创新的水凝胶系统被开发出来，为软骨修复和再生提供更有效的解决方案。然而，这些材料的临床应用仍面临诸多挑战，包括确保其长期的安全性、有效性，以及生物降解性。随着研究的深入，可注射水凝胶有望在软骨组织工程中发挥更加重要的作用，为患者提供更先进的治疗选择。

6.2 高强度水凝胶

在软骨组织工程中，高强度水凝胶的应用不仅限于对损伤软骨提供物理支撑。这些材料还可以被设计成具有生物活性，通过释放生长因子或其他信号分子来促进软骨细胞的增殖和分化。此外，可注射性高强度水凝胶的研发也是重要发展方向之一，这种水凝胶在临床应用中具有显著优势，能够使手术创伤最小化，并提供更精确的材料定位。

高强度水凝胶是一类特殊设计的聚合物网络，具有出色的强度和耐久性，同时保持了水凝胶的高含水率和生物相容性。在软骨组织工程中，这种材料的重要性体现在它能模拟软骨的自然特性，如弹性和压缩性，同时提供必要的支撑来促进细胞生长和软骨再生。高强度水凝胶的发展响应了生物医学领域对更高性能材料的需求。这类水凝胶通过特殊的设计和制备方法，如双交联网络、无机物增强和超分子技术，实现了传统水凝胶所不具备的力学性能。在软骨组织工程中，选择合适的材料来源是制备高强度水凝胶的关键步骤。这些材料不仅需要具备优异的力学性能，还应满足生物相容性和生物活性的要求。传统天然生物材料虽然具有良好的生物相容性，但是其力学性能往往不够，因此高强度水凝胶通常选用合成高分子。另外，高强度水凝胶的制备工艺是确保其性能和功能达到预期要求的关键。前面研究中也提及，物理交联不如化学交联稳定和强度高，因此在高强度水凝胶制备过程中以化学交联为主。高强度水凝胶主要有双交联网络水凝胶、无机物增强水凝胶、超分子水凝胶及杂化高强水凝胶等。

6.2.1 双交联网络水凝胶

在软骨组织工程中，双交联网络水凝胶因其卓越的力学性能和生物功能而备受关注。双交联网络水凝胶是通过结合两种不同的交联机制来构建的，通常涉及一种化学交联和一种物理交联。化学交联提供了强度和稳定性，而物理交联则赋予水凝胶一定的可逆形变能力和自我修复性。这种结构的设计使水凝胶能够承受重复的应力而不破裂，同时保持足够的柔韧性和弹性，类似于天然软骨组织。物理交联通常是通过温度、pH 值或离子强度的变化实现的，这使得水凝胶可以在特定条件下发生可逆的物理变化。化学交联则通过形成稳定的共价键来提供持久的结构支持。在双交联网络中，这两种交联方式的结合优化了水凝胶的整体性能，使其在强度和生物相容性之间达到了良好的平衡。

案例一

以聚乙烯醇（PVA）与海藻酸钠（SA）为原料，利用$CaCl_2$/硼酸溶液进行化学交联，再通过循环冷冻解冻物理交联，制备出PVA/SA水凝胶。红外光谱分析表明，经$CaCl_2$/硼酸溶液交联后，Ca^{2+}与SA中的—COO—形成络合，硼酸溶液中$B(OH)_4^-$与PVA交联形成交联结构，循环冷冻解冻促使了复合水凝胶中分子间和分子内氢键的形成。扫描电子显微镜测试表明，PVA/SA水凝胶内部具有丰富的多孔结构，孔径为5~30μm。水凝胶的性能可通过交联剂浓度等进行调控，其中PVA与SA的质量比为8:2，交联剂的质量分数为5%时，水凝胶压缩模量和压缩强度分别达到121.84kPa±3.03kPa和636.18kPa±68.71kPa（见图6-3），含水率和孔隙率分别为83.73%和79.98%。细胞培养结果表明，PVA/SA水凝胶细胞相容性良好，如图6-4所示。

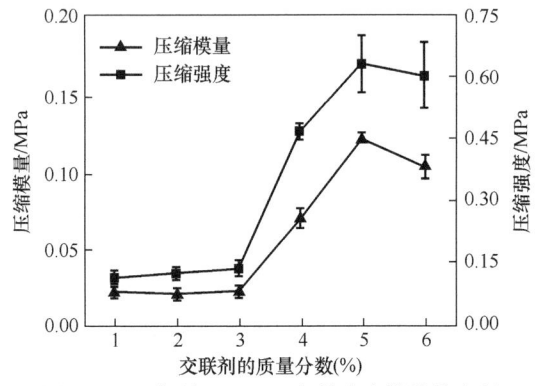

图6-3 双交联PVA/SA水凝胶力学性能表征

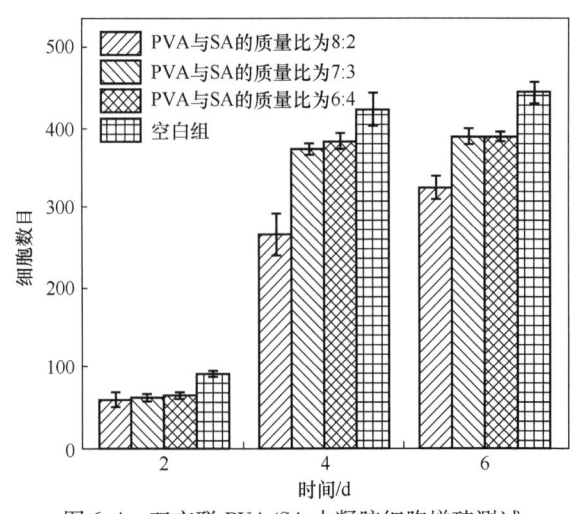

图6-4 双交联PVA/SA水凝胶细胞增殖测试

案例二

采用明胶（Gel）、聚乙烯醇二缩水甘油醚（PEGDGE）、羟乙基纤维素（HEC）和壳聚糖（CS）制备了一种半互穿网络和互穿网络水凝胶，如图6-5所示。基于明胶的水凝胶的力学性能随着半互穿网络和互穿网络结构的应用显著改善。拉伸强度范围为238.7~479.5kPa，压缩强度范围为35.6~112.7kPa。此外，

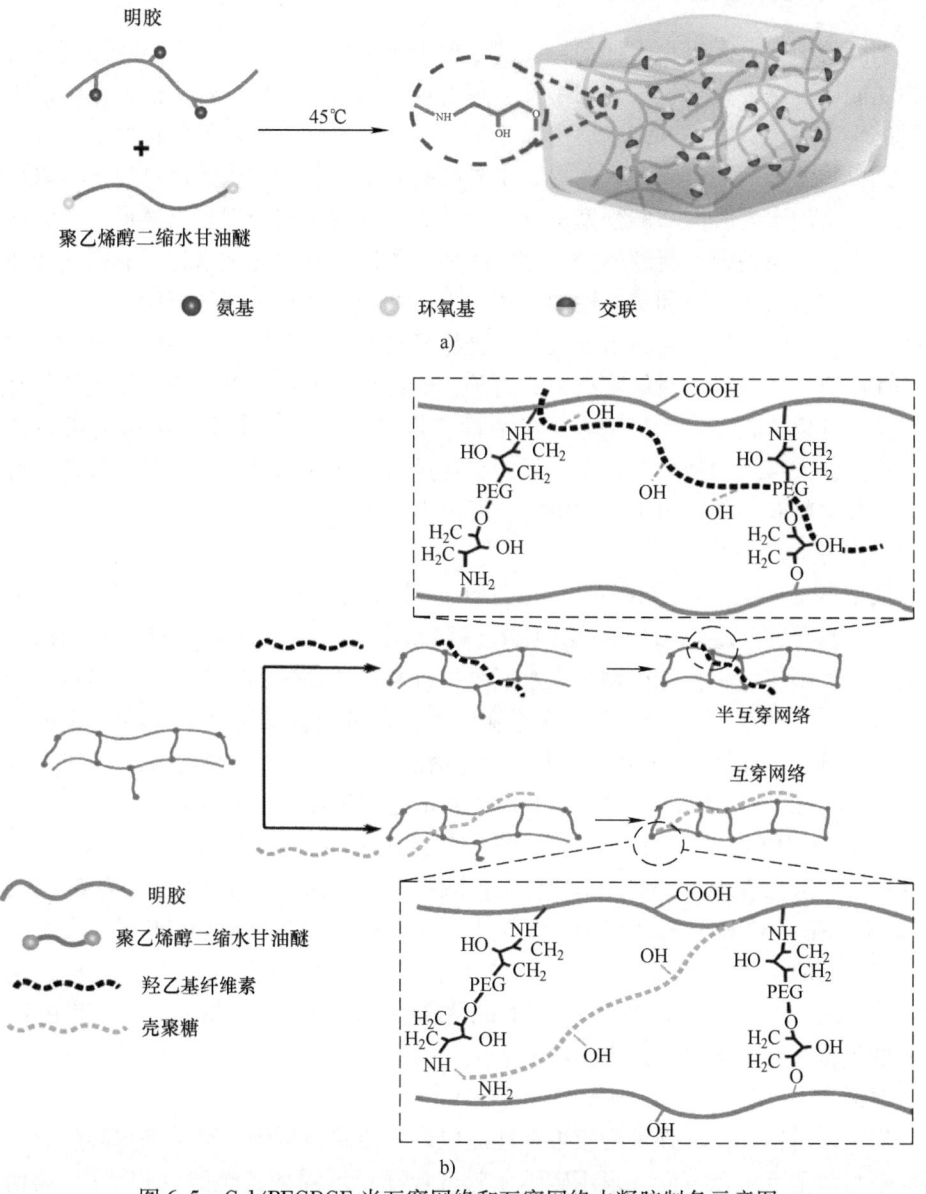

图6-5 Gel/PEGDGE 半互穿网络和互穿网络水凝胶制备示意图
a) Gel/PEGDGE 交联示意图　b) Gel/PEGDGE/HEC 半互穿网络和
Gel/PEGDGE/CS 互穿网络水凝胶交联示意图

随着 CS 浓度的增加，应力松弛率从 25% 增加到 35%。基于 Gel 的水凝胶的网络结构是调节应力松弛的关键因素，可通过其网络结构调节黏弹性。基于明胶的水凝胶具有良好的细胞相容性。半互穿网络和互穿网络结构的基于明胶的水凝胶都能促进细胞扩散和成骨分化。

6.2.2 无机物增强水凝胶

水凝胶中引入无机物添加剂，如纳米粒子或矿物质，可以进一步增强其强度和生物功能性。这种无机物的添加不仅提高了水凝胶的稳定性和耐用性，还可以提供必要的生物活性，如促进细胞增殖和分化，从而加速软骨的修复和再生。

无机物添加剂通过多种机制提高水凝胶的力学性能。这些无机物粒子可以作为填充物，增加水凝胶网络的密度和刚度。某些无机物能够与聚合物链形成化学或物理交联点，从而增强水凝胶的结构完整性和耐久性。例如：纳米粒子的引入能显著提高水凝胶的拉伸强度和剪切性能，使其更适合于动态和负载环境。除了改善力学性能外，无机物添加剂还对水凝胶的生物相容性产生显著影响。某些无机物，如生物活性玻璃，能够释放对细胞有益的离子，如钙和硅，这些离子能够促进软骨细胞的增殖和分化。此外，无机物粒子的表面特性可以被设计来增强细胞的黏附和迁移，从而促进组织的整合和再生。因此，通过精心选择和设计无机物添加剂，可以显著提升水凝胶在软骨组织工程中的应用潜力。

案例一

采用新型自硬化 α-磷酸三钙（α-TCP）骨水泥，在其中添加了不同含量的 α-硫酸钙半水合物（α-CSH）和微米级羟基磷灰石矿化丝素蛋白（SF），并使用 SF 作为固化液制备了一种无机物增强水凝胶。该水凝胶是一种复合材料，具备可调的凝固时间、降解性、力学性能和抗冲刷能力。在将质量分数为 0~25% 的 α-CSH 添加到 α-TCP 水泥中并使用 SF 作为固化液后，改性复合材料的凝固时间缩短至 10~30min，此外，添加 SF 提高了复合材料的压缩强度，如图 6-6 所示。

使用 Na_2HPO_4 和 SF 作为固化液的复合材料表现出良好的抗坍塌性能。当 α-CSH 的质量分数在 0~25% 之间时，骨水泥在 4 周内的质量损失率为 0.18%~12.08%。在 α-CSH 降解过程中，无定形的 α-TCP 沉积为羟基磷灰石，形成了复合材料表面的片状产物。与使用 Na_2HPO_4 溶液作为固化液的复合材料相比，使用 SF 作为固化液的复合材料在第 14 天的碱性磷酸酶活性维持在高水平，尤其是在 Ca 与 P 的质量比为 1.7 的条件下。

案例二

除了采用钙磷盐增强水凝胶力学性能以外，使用新型碳材料增强水凝胶力学性能也是当前重点研究方向。采用碳纳米管（CNT）增强聚乙烯醇（PVA）/双相磷酸钙（BCP）水凝胶力学性能后可应用于骨软骨修复。试验研究得出，当 CNT 的质量分数为 0.25% 时水凝胶的力学性能最优。CNT 增强 PVA/BCP 水凝胶的压缩模

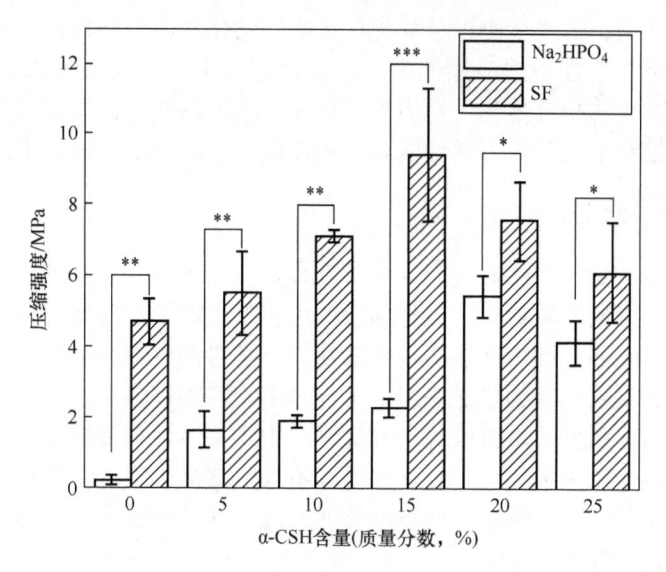

图 6-6 以 Na_2HPO_4 和 SF 作为固化液的无机物增强水凝胶的压缩强度

注：*表示经统计学分析具有显著性差异，其中，*表示 $p<0.05$，**表示 $p<0.01$，***表示 $p<0.001$。

量如图 6-7 所示。相关体内外生物学评估也验证了 CNT 的引入并不会对 PVA/BCP 水凝胶的细胞相容性产生影响，并且能够诱导早期骨软骨再生的能力。

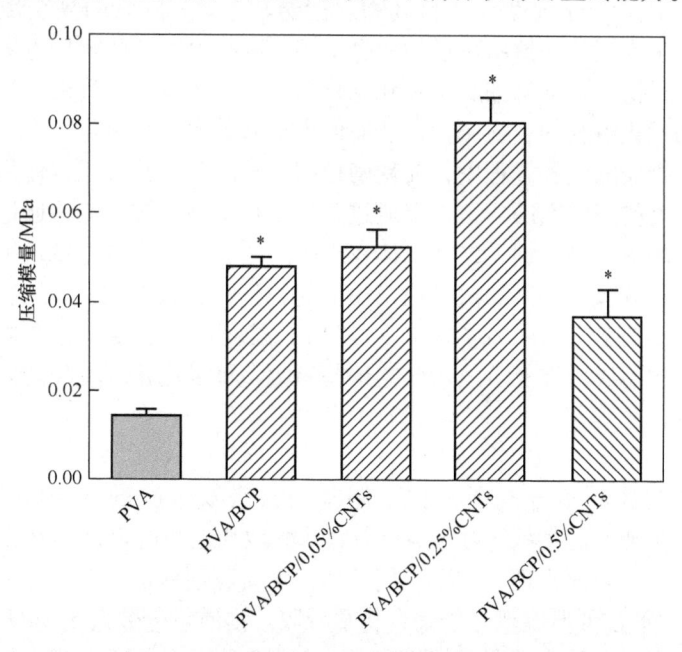

图 6-7 CNT 增强 PVA/BCP 水凝胶的压缩模量

注：*表示与 PVA 组进行比较具有显著性差异，$p<0.05$。

上述案例表明，通过精心设计和优化水凝胶的化学成分和物理结构，可以显著提高其在软骨组织工程中的应用效果。在设计过程中，不仅要考虑材料的力学性能，还要重视其生物相容性和生物活性。例如：通过调整无机物添加剂的类型和浓度，可以精细控制水凝胶的力学性能和生物性能，从而满足特定应用的需求。

6.2.3 超分子水凝胶

超分子水凝胶是一种由通过非共价相互作用（如氢键、金属配位、疏水作用）自组装的大分子组成的软材料。这种独特的组装方式赋予了超分子水凝胶一系列特殊的物理和化学性能，如可逆性、自我修复能力和对外界刺激的响应性。由于这些特性，超分子水凝胶在药物输送、组织工程和生物传感等多个生物医学领域显示出巨大的应用潜力。超分子水凝胶凭借其优异的生物相容性和调控性，展现出作为软骨组织工程材料的巨大潜力。超分子水凝胶不仅能够提供类似自然软骨的三维微环境，促进细胞生长和组织形成，而且能够通过调整其化学成分和物理结构来优化其性能，满足特定的临床需求。

超分子水凝胶的核心特性源自于其独特的化学结构。这些结构由一系列微弱且可逆的非共价键（如氢键、金属配位、疏水作用）组成，这些相互作用使得大分子能够在水中自组装成稳定的三维网络。这种结构的可逆性赋予了超分子水凝胶一些独特的性能，例如在受到机械力时能够自我修复，并且能够根据外部环境的变化（如 pH 值、温度、离子强度）调整其物理性能。考虑到软骨的复杂性和对环境的敏感性，超分子水凝胶的这些特性为软骨组织工程提供了新的解决方案。超分子水凝胶不仅可以提供一个支持细胞生长和分化的三维微环境，还可以通过调整其化学和物理性能来优化细胞的生长条件，从而促进更有效的软骨再生。

超分子水凝胶的制备过程中，要精确控制分子间的非共价相互作用，以形成稳定且具有高强度的三维网络。这可以通过多种途径实现。挑选能够通过氢键或疏水作用等自组装的单体是关键，这些单体在水中的适当浓度下可以自发组装成稳定的网络结构。通过调节交联剂的浓度或使用不同类型的交联剂，可以控制网络的密度和强度，从而影响水凝胶的力学性能。pH 值、温度和离子强度的调整，也会影响超分子水凝胶的形成和性能。适当调整这些参数，可以优化水凝胶的力学性能和生物相容性。

案例一

刘文广教授课题组合成了一种一侧基团含有双酰胺的 N-丙烯酰甘氨酰胺（NAGA），以重现和放大聚合物水凝胶中氨基酸残基之间的氢键相互作用，并最终将其转化为主要的增强机理。在不使用任何化学交联剂的情况下，光引发浓缩 NAGA 溶液的水相聚合可形成超分子聚合物水凝胶。由质量分数大于 10% 的 NAGA 制备的水凝胶，在水介质中长期保持稳定，并表现出优异的力学性能，如兆帕级的拉伸强度和压缩强度、超过 1400% 的拉断伸长率、高韧性和可恢复变形等。这归功于双酰胺基团之间自识别氢键超分子相互作用的增强效应。值得注意的是，动态氢键使聚（N-丙烯酰甘氨酰胺）（PNAGA）水凝胶具有热塑性和自愈性，赋予了这种超分子水凝胶可定制的重塑性、可回收性和可重复使用性。

案例二

Jiawei Kang 等人通过金属离子及其配体的动态响应和络合作用将靶向药物，即用于软骨修复的卡托格宁/多巴胺（KGN@PDA）纳米颗粒和用于骨修复的miRNA@磷酸钙（miR-26a@CaP）纳米颗粒，原位沉积在2-脲4［1H］-嘧啶酮（UPy）修饰的凝胶（GTU）上，卷成圆柱形，以模仿天然骨的哈弗氏管结构。所得到的水凝胶的压缩强度为2.59MPa，并具有出色的抗循环压缩测试疲劳性能、自愈合能力、较高的活性氧（ROS）捕获能力，以及 KGN 和 RNA 的可控释放能力。进一步研究发现，KGN@PDA 和 miR-26a@CaP 分别通过应激活化蛋白激酶/Runt 相关转录因子1（JNK/RUNX1）和糖原合成酶激酶-3/β-连环蛋白（GSK-3β/βcatenin）促进间充质干细胞的成软骨和成骨分化，这种生物材料递送方法对改善骨软骨修复具有重要意义。

上述案例表明，通过精心设计超分子水凝胶的化学成分和物理结构，可以显著提高其在软骨组织工程中的效果。这些水凝胶不仅提供了一个适宜的三维环境，促进细胞黏附和生长，而且通过引入特定的信号分子或响应性特性，能够促进细胞的定向分化，从而有效地促进软骨的再生。尽管超分子水凝胶在设计上具有多种优势，但在实际应用中实现其优异的生物相容性与所需的力学性能之间的平衡仍是一个挑战。对于植入体内的材料来说，确保其长期保持稳定且具有适宜的降解速率至关重要。不当的降解可能导致材料性能下降或不良生物反应。超分子水凝胶的制备过程往往较为复杂，实现其大规模生产和标准化，同时保持产品质量一致性是当前的一个主要挑战。针对超分子水凝胶未来发展领域，应该更加关注开发新型超分子水凝胶，通过引入多种功能性组分，如生物活性分子或纳米材料，来增强其在软骨组织工程中的应用。研究能够响应生理信号（如温度、pH值变化或酶活性）的智能水凝胶，以实现更精确的治疗和修复。加强从实验室到临床的转化工作，通过临床试验来验证超分子水凝胶的安全性和有效性，同时探索个性化的治疗方案。

6.2.4　杂化高强度水凝胶

杂化高强度水凝胶是一种通过结合不同类型的聚合物或将有机聚合物与无机材料相结合而形成的复合材料。这种杂化策略旨在结合各组分的优点，如有机组分的柔韧性和无机组分的强度，从而形成具有优异综合性能的新型材料。在生物医学和组织工程领域，杂化高强度水凝胶因其独特的化学性能和物理性能而备受关注，特别是在模拟和修复复杂生物组织（如软骨）方面显示出巨大的潜力。软骨组织工程的核心目标是开发能够促进受损软骨修复和再生的材料。杂化高强度水凝胶具有可调节的力学性能、优异的生物相容性，以及可提供促进细胞增殖和分化的微环境。特别是，这种水凝胶能够模仿自然软骨的结构和功能，为细胞提供理想的生长和分化条件。

案例一

中国科学院深圳先进技术研究院人体组织与器官退行性研究中心阮长顺与天津大学刘文广研究团队，制备了侧链富含酰胺基、氢键和羧基的聚 N-丙烯酰基甘氨酸（PACG），其多重交联的化学键可充当调节水凝胶支架力学性能的角色。复合甲基丙烯酸酯明胶（GelMA）形成增强型水凝胶支架，克服了 PACG 凝胶易于消散自溶的缺点。基于 PACG 与 GelMA 复合的生物墨水的温敏转变行为和易于调节的黏度，一系列由紫外光固化的 PACG-GelMA 水凝胶梯度支架被打印出来，并用于软骨缺损的重建。为了增强凝胶的修复效率，具有生物活性的 Mn^{2+} 被负载在梯度水凝胶的顶端，而生物玻璃（BG）装载入凝胶支架的底部。与传统的明胶水凝胶支架相比，富含动态氢键的 PACG 聚合物赋予了该杂化梯度水凝胶支架更高的强度（压缩强度由 200kPa 增至 12.4MPa，压缩模量由 100kPa 增至 837kPa）。体内的大鼠膝骨软骨缺损模型试验表明，该复合梯度水凝胶支架加速了软骨和软骨下骨的重塑和愈合。

案例二

软骨下骨骨骼是软骨的重要组成部分，含有大量的羟基磷灰石。软骨下骨的矿物成分是决定生物强度的关键因素，从而影响关节软骨的生物功能。矿化聚丙烯酰胺（PAM-M）水凝胶具有良好的碱性磷酸酶活性、细胞黏附性和生物相容性，可用于软骨下骨组织工程。PAM 水凝胶显示出多孔结构，而 PAM-M 水凝胶表面则具有分布良好的羟基磷灰石矿化层。XRD 结果表明，在 PAM-M 水凝胶中测得了羟基磷灰石的特征峰，这表明矿化后在水凝胶表面形成的矿化结构的主要成分是羟基磷灰石。羟基磷灰石的形成有效降低了 PAM 水凝胶的平衡膨胀速率，PAM-M 水凝胶在 6h 达到膨胀平衡。同时，PAM-M 水凝胶（湿态）的压缩强度达到 290kPa ± 30kPa，压缩模量达到 130kPa ± 4kPa，如图 6-8 所示。PAM-M 水凝胶未影响 MC3T3-E1 细胞的生长和增殖。PAM 水凝胶的表面矿化可以显著提高 MC3T3-E1

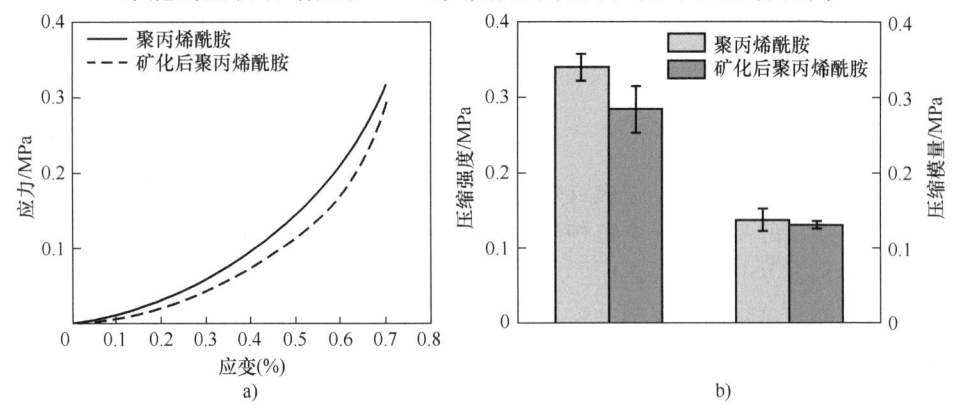

图 6-8 PAM 和 PAM-M 水凝胶力学性能表征

a) 应力-应变曲线 b) 压缩模量和压缩强度

细胞的成骨分化。这些结果表明，PAM-M 水凝胶在软骨下骨组织工程领域具有潜在应用。

6.2.5　其他力学增强方式

哈尔滨工程大学张馨月、马宁研究小组结合前期的工作基础，基于植酸钠和聚乙烯醇（PVA）之间强的相互作用，并结合压制成型和浸泡等过程，设计制备了一种高强度和抗溶胀的水凝胶材料。一方面，植酸钠与 PVA 分子间可以形成强的氢键，在凝胶网络里形成大量物理交联点；另一方面，植酸钠的离子强度对 PVA 分子链有盐析的效应，使 PVA 分子在凝胶网络中形成结晶微区，进一步提高了水凝胶的力学性能。该水凝胶在水、酸、碱及盐溶液中 3d 的溶胀比小于 5%，是一种具有较强环境适应性的理想仿生软骨材料。

高强度水凝胶的力学性能优化是推动其在软骨修复等领域应用的核心挑战，当前主要通过多尺度结构设计与功能复合策略实现性能突破。双交联网络通过共价键与物理交联的协同作用，如刚性聚丙烯酰胺与柔性海藻酸钠的互穿网络，利用能量耗散机制将压缩强度提升至数十兆帕，但其网络结构精准调控仍存在难度。加入无机纳米材料（如纳米黏土、羟基磷灰石），通过纳米增强效应和界面应力传递显著提高了断裂韧性，但需解决颗粒分散均一性与生物活性兼容问题。超分子作用（如氢键）赋予水凝胶动态可逆特性。例如：聚乙烯醇/单宁酸体系中存在多重氢键，其压缩强度为 10MPa 以上，并具有自修复能力，但热稳定性不足。有机-无机杂化策略（如壳聚糖-二氧化硅共价偶联）则构建三维互穿网络，模拟天然软骨的力学-润滑双功能特性，压缩模量可达 2.5MPa，摩擦系数低于 0.1。未来发展趋势聚焦于多策略协同增效（如双网络与纳米复合结合）、动态响应性设计及生物功能化集成，但需攻克强度与降解性平衡、材料-细胞界面调控及规模化制备等关键问题，通过跨尺度结构创新推动高强度水凝胶在组织工程与生物电子等领域的应用转化。

6.3　药物控释水凝胶

药物控释水凝胶代表了一种革命性的药物给药系统，它通过结合高分子科学、药物学和生物工程的最新进展，为治疗各种疾病提供了一种新的方法。药物控释水凝胶就是在所构建的水凝胶体系中包埋药物分子或者一些活性因子，即有效地将这些药物加载到水凝胶体系中。该水凝胶可实现精确控制药物的释放速率和位置，从而取得较好的治疗效果，同时减少副作用和提高患者的依从性。在软骨组织工程中，这一技术的重要性不言而喻。软骨损伤和退化性疾病，如骨关节炎，是临床上普遍面临的挑战。传统的治疗方法往往效果有限，且常伴随副作用。药物控释水凝胶能够在软骨损伤部位直接释放生长因子、抗炎药物或其他治疗分子，从而提供更为有效和针对性的治疗方案。

早期的药物给药系统主要依赖于传统的口服和注射方式，这些方法往往难以达到理想的治疗效果，因为它们不能保证药物在体内的稳定和持续释放。随着材料科学的进步和对生物体内药物动力学的深入理解，研究人员开始开发能够在特定部位和特定时间内释放药物的系统。这些系统的设计涉及复杂的工程挑战，包括如何将药物有效地封装在水凝胶中，如何控制药物在体内的扩散和释放，以及如何确保材料的生物相容性和安全性。这些问题解决后，药物控释水凝胶已成为现代医学中不可或缺的一部分，尤其是在需要定向和持续药物输送的应用场合中。在软骨组织工程领域，药物控释水凝胶为治疗提供了新的视角。它们不仅可以作为药物的载体，还可以作为细胞生长和组织再生的支架。通过逐步释放生长因子或其他生物活性分子，这些水凝胶有助于刺激受损软骨的修复和再生，为患者提供更有效的治疗选择。

药物控释水凝胶的类型多种多样，每种类型都有其独特的化学成分、物理特性和药物释放机制，使其在软骨组织工程中的应用变得更为广泛和有效。

1. 生物可降解水凝胶

在生物可降解水凝胶中，药物分子通常被包裹在聚合物网络中。随着聚合物的逐渐降解，药物以可控的速率释放到周围组织。特别是对于软骨组织工程，这种逐步释放机制有助于持续提供生长因子或细胞信号分子，促进软骨细胞的生长和再生。生物可降解水凝胶中也可以结合载药微粒或纳米粒子。这些微粒在水凝胶基质中均匀分散，可为药物提供额外的保护层，防止过早释放。这种结合微粒的方法可以进一步细化药物释放的时间框架，实现更为精确的控制。

2. 温度敏感水凝胶

温度敏感水凝胶由诸如聚（N-异丙基丙烯酰胺）（PNIPAM）等温度敏感材料制成。这类水凝胶能够响应体温的变化，从而控制药物的释放。在局部治疗软骨损伤时，这些水凝胶可以减少全身性药物的副作用。温度敏感水凝胶利用温度变化触发药物释放。例如：在体温下，这些水凝胶从液态转变为凝胶状，从而释放其中的药物。在软骨组织工程中，这种机制可以用于实现对炎症区域的精确药物输送，减少全身性药物暴露。通过调节水凝胶的温度响应性，可以精确控制药物在特定体温或局部温度变化下的释放行为。

3. pH 敏感水凝胶

pH 敏感水凝胶能够根据环境的 pH 值变化调整其结构和药物释放行为。在软骨损伤恢复过程中，局部 pH 值的变化可以触发药物的定点释放，提高治疗的针对性和效果。pH 敏感水凝胶的药物释放受周围环境 pH 值的影响。在炎症或感染部位，pH 值通常会降低，这可以触发水凝胶中药物的释放。这种特性使得 pH 敏感水凝胶特别适用于治疗炎症性软骨疾病，如骨关节炎。通过调整水凝胶中的 pH 敏感组分，可以精确控制药物释放的速率和时间，以适应特定的治疗需求。

4. 光敏感和磁敏感水凝胶

光敏感和磁敏感水凝胶通过外部刺激（如光照或磁场）控制药物释放。这种控制方式可实现非常精确和远程的药物输送。在软骨组织工程中，这些水凝胶可以用于精确控制药物在特定时间和特定位置的释放，如在软骨损伤修复过程中。结合纳米技术，可以将药物包裹在纳米微球中，并通过光或磁场触发这些微球释放药物。这种方法提供了一种创新的药物输送策略，尤其适用于需要精确定位和控制释放的治疗。

5. 生物可降解水凝胶的应用案例

常规干细胞传递通常依赖于直接注射同种异体细胞或自体细胞，然而，这种方式可能导致宿主免疫系统对移植细胞的免疫清除。研究表明，海藻酸钠（SA）微凝胶能够显著提高封装细胞的存活率，并有效克服移植后的快速免疫清除问题。此外，SA微凝胶可以作为三维细胞外基质，以支持细胞生长并保护同种异体细胞免受快速免疫清除，具有作为载体实现治疗蛋白和生长因子从封装细胞中持续释放的功能。此外，负载细胞的SA微凝胶可以通过作为可注射的工程支架来支持组织再生。

通过$CaCl_2$交联制备了明胶（Gel）/SA（G/SA）水凝胶。将盐酸小檗碱（BBR）封装在G/SA水凝胶中得到BBR/G/SA水凝胶。将G/SA水凝胶和BBR/G/SA水凝胶的浸提液和L929细胞共培养，以评价水凝胶的细胞毒性。采用CCK-8法定量测定了不同培养时间内浸提液中细胞的活力，其结果如图6-9所示。数据表明，在同一培养时间内，空白组、G/SA水凝胶和BBR/G/SA水凝胶浸提液中的细胞活力没有显著差异。随着培养时间的延长，L929细胞出现明显的增殖趋势。这说明试验中制备的水凝胶无细胞毒性。为了进一步观察细胞的形貌和生长状态，进行了活死染色试验。如图6-9c所示，水凝胶浸提液中培养的细胞呈梭形，和空白组中的细胞形态相似。通过对活死染色图片中活细胞和死细胞的计数，计算出了各个试验组中的活细胞数。如图6-9b所示，所有试验组中的活细胞率都保持在90%以上。这些结果表明，空白组和水凝胶组培养的细胞在形态和活力方面没有显著性差异，G/SA水凝胶和BBR/G/SA水凝胶对细胞活力和增殖没有负面影响，即两种水凝胶无细胞毒性。

6. 温度敏感水凝胶的应用案例

温度敏感水凝胶的设计关键在于材料选择，如聚（N-异丙基丙烯酰胺）（PNIPAM）这类在特定温度下改变物理状态的聚合物。这类水凝胶在注射进体内时是液态，到达目标部位后会因体温而凝胶化，从而在特定区域控制释放药物。基于双重交联工艺制备了一种PNIPAM基水凝胶，该复合凝胶在近红外辐射的作用下表现出可调节的黏附力和收缩力，并且可以促进伤口的愈合。

北京大学邓旭亮、北京航空航天大学程群峰团队，将塞米松（Dex）负载到二维过渡金属碳化物、聚（N-异丙基丙烯酰胺）、N-(羟甲基)丙烯酰胺复合水凝胶中，证明了这种复合水凝胶具有良好的生物相容性和优异的成骨能力。该水凝胶能够在近红外辐射下约42℃下超灵敏地释放Dex。此外，由于温和的热量和Dex的超

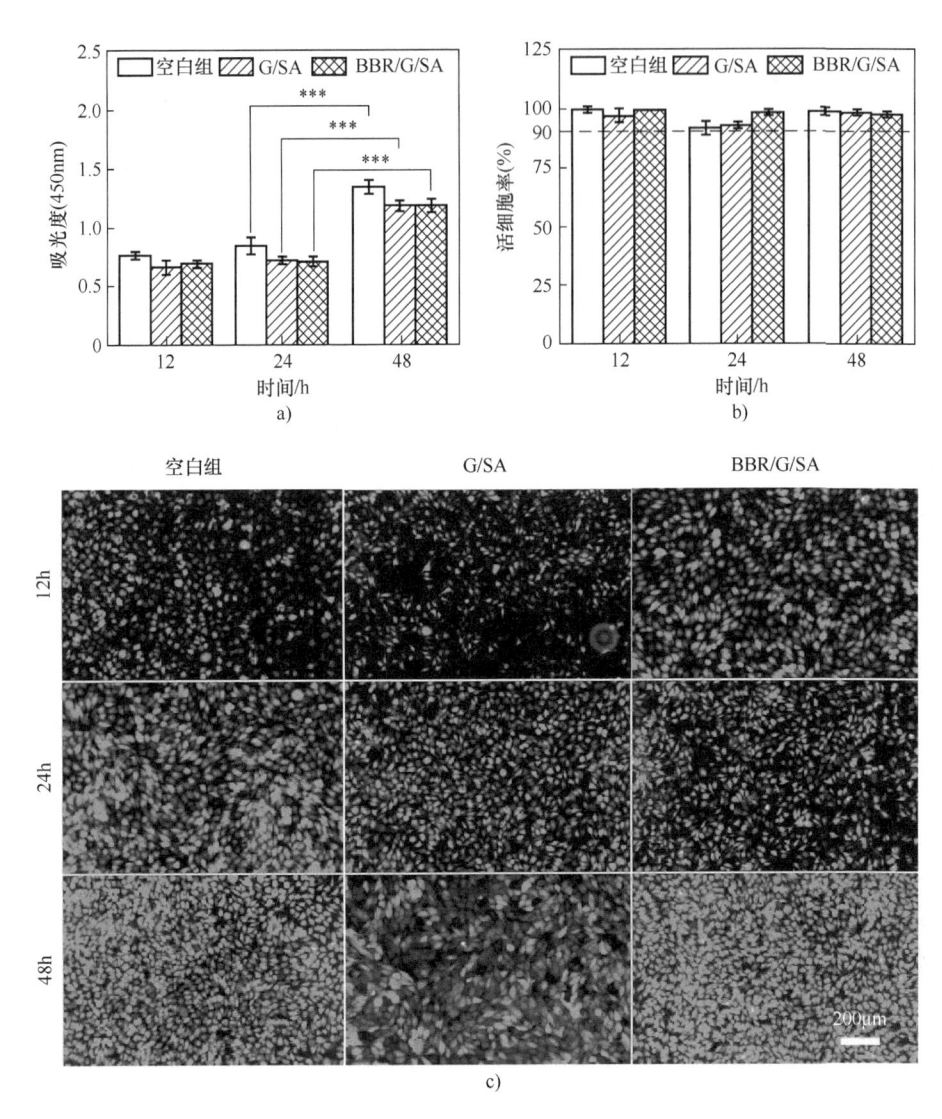

图 6-9 BBR/G/SA 水凝胶细胞共培养后的增殖和活死染色
a) CCK-8 细胞增殖结果 b) 活细胞率 c) 细胞在 12h、24h 和 48h 的活死染色
注：＊＊＊表示经过统计学分析具有显著性差异，$p<0.001$。

敏释放诱导的骨源间充质干细胞的协同抗凋亡和成骨分化作用，水凝胶可以在近红外辐射下显著促进骨再生。水凝胶产生的成骨效率超过了之前报道的热和药物刺激及其组合的效率。协同成骨策略的特点是，通过时间近红外辐射进行近瞬时、无创和精确的治疗。

7. pH 敏感水凝胶的应用案例

pH 敏感水凝胶的设计重点是利用在特定 pH 值下改变物理特性的聚合物，如聚丙烯酸。这类水凝胶能够响应软骨损伤部位的酸性环境，精确释放药物。

采用酵母作为有机模板，聚电解质聚（二烯丙基二甲基氯化铵）/聚苯乙烯磺酸钠盐（PDDA/PSS）作为带相反电荷的高分子电解质，通过层层自组装法，在酵母细胞上沉积了 $CaCO_3$，然后通过煅烧制备了多孔碳酸钙混合微球（$CaCO_3$-HMP）。结果发现，所制备的 $CaCO_3$-HMP 几乎为球形，表面可见孔洞，颗粒大小均匀（$d=3\mu m$）且分散良好。以盐酸阿霉素（DOX）作为模型药物，研究了 $CaCO_3$-HMP 的药物负载和释放特性。随后，研究了不同 pH 条件下的药物负载、DOX 释放，以及 $CaCO_3$-HMP 的降解情况。药物释放测试结果表明，在 pH=4.8 时，DOX 载药微球释放了更多药物（99%），而在 pH=7 时则较少，如图 6-10 所示。这表明 $CaCO_3$-HMP 具有 pH 敏感性。还研究了 DOX 载药微球的细胞毒性，结果发现，$CaCO_3$-HMP 具有良好的生物相容性。此外，与 DOX 组相比，细胞毒性测试结果表明，DOX 载药微球具有相同的疗效，但持续药物释放时间可达 120h。

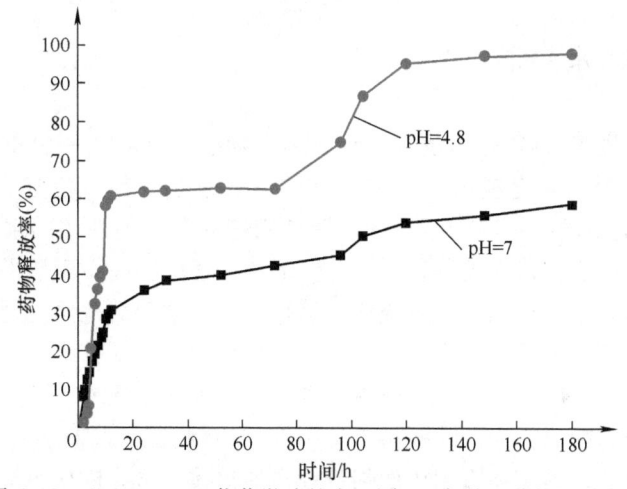

图 6-10 $CaCO_3$-HMP 载药微球的在不同 pH 条件的药物释放曲线

8. 光敏感和磁敏感水凝胶应用案例

光敏感和磁敏感水凝胶的设计侧重于结合外部控制因素（如光照或磁场）以操控药物释放。这些水凝胶中含有特殊的敏感组分，可以在外部刺激下改变其结构或透过性，从而控制药物的释放。

采用层层自组装法及贻贝化学法制备得到益生菌异质结（P-bioHJ），随后将 P-bioHJ、白藜芦醇（Res）负载于 2% 透明质酸（HA）中，形成微针针体。在其表面上浇筑甲基丙烯酸酯明胶（GelMA）凝胶，即可形成生物膜智能响应型双层微针。结果证实，它具有良好的光热性能、光动力（可产生单线态氧）以及化学动力（可产生羟基自由基）性能，可用于抗生物膜感染及促进组织再生。在生物膜感染微环境中，P-bioHJ 可消耗生物膜（EPS）中的糖类物质产生乳酸，被乳酸氧化酶转化为过氧化氢，进而被 P-bioHJ 介导的芬顿反应转换为羟基自由基，最终瓦解 EPS 结构。与此同时，受 808nm 激光辐照，P-bioHJ 产生热量及单线态氧，破坏细菌细胞膜且引发胞内蛋白质泄漏，协同实现抗生物膜。此外，Res 发挥群体效应抑制功能，从而抑制生物膜生长。治疗过后，具有良好组织相容性的 GelMA 也可促进组织再生。

药物控释水凝胶在软骨组织工程中的应用标志着跨学科研究在医学领域的重要进步。这些水凝胶不仅为药物提供了一种新型的、高效的控释平台，而且通过其独特的生物相容性和定制化的药物释放机制，大大增强了软骨修复和再生的治疗效果。各类控释系统的开发为软骨组织工程提供了更加精准和有效的治疗选择。面对未来，药物控释水凝胶在软骨组织工程中的应用将继续探索和突破现有的治疗极限。随着新型材料的发现和先进制造技术的应用，这些系统预计将更加精准地适应治疗需求，提供更加安全、有效的解决方案，为患者带来希望，并推动医学领域向前发展。

6.4　3D 打印水凝胶

随着科技的进步，3D 打印技术已经成为生物医学领域的一个重要分支，特别是在软骨组织工程中，它提供了一种创新的方式来解决传统治疗方法的局限性。3D 打印技术通过精确的层层构建过程，使得制造复杂、个性化的生物结构成为可能。这种技术不仅能够精确控制材料的几何形状，还能够在微观层面上调控细胞和生物活性分子的分布，从而为软骨损伤的治疗提供了全新的视角。通过使用特定的生物墨水，可以打印出具有特定力学性能和生物特性的水凝胶结构，这些结构能够模拟自然软骨的环境，促进细胞生长和软骨再生。此外，3D 打印技术还能够实现药物的精确输送和释放，为治疗提供更加精准的控制。尽管 3D 打印技术在软骨组织工程中充满前景，其实际应用也面临着一系列挑战。这些挑战包括如何优化打印材料的生物相容性和力学性能，如何保证细胞和生物活性分子在打印过程中的活性，以及如何将实验室的研究成果转化为临床应用。

1. 3D 打印技术应用

3D 打印技术（又称增材制造）使用各种金属、天然/合成聚合物、生物粉末及其复合材料作为打印材料，为软骨组织工程植入物的制备提供了前所未有的准确性和精确度。3D 打印利用通过计算机轴向断层扫描或磁共振成像获得的患者数据作为导向图，制造出完全符合患者缺陷参数的相同物体。3D 打印的起源可以追溯到 20 世纪，查尔斯·赫尔于 1988 年提出了第一项商业 3D 打印技术——立体光刻技术。迄今为止，3D 打印技术已成为许多医学领域的主流成型技术，尤其是在生物医学工程领域。3D 打印技术在生物医学领域备受关注主要有两个原因：首先，该技术易于使用，制造过程精确；其次，所制造的产品具有定制的形状、结构和性能。根据不同的成型方法，人们提出并实施了多种 3D 打印策略，包括基于光聚合、喷墨打印、熔融挤出成型技术、熔融沉积成型、选择性激光烧结、选择性激光熔融和三维生物打印等。

2. 3D 打印技术在软骨组织工程的应用

在软骨组织工程中，3D 打印技术的应用主要集中在构建个性化的软骨支架和复杂的组织结构上。一种打印方式是只进行水凝胶结构的制造，这种打印过程无须考虑打印过程的温度，通过精确控制打印过程，即可实现所需要的结构和其他属性。另外一种打印方式也就是 3D 生物打印，可以实现细胞、生长因子和其他生物活性分子的定位布局，从而创造出有利于软骨细胞生长和分化的微环境。但是，这种打印方式需要严格控制材料成型温度，不能高于 37℃，否则就会对打印过程中的细胞和活性因子产生不良影响，因此这种打印方式在生物墨水的选取上要更加严谨且限制更多。

3D 打印水凝胶在软骨组织工程中的应用，依赖于水凝胶的一系列特性。这些特性包括其高含水率、良好的生物相容性、可调节的力学性能，以及能够模拟软骨组织的物理和化学环境的能力。为了适应 3D 打印过程，水凝胶还必须具备适当的黏度和流变特性，以保证在打印过程中的稳定性和准确性。与传统水凝胶构建方式不同，3D 打印过程中从选材到制造过程均有一些特殊的要求，诸如：水凝胶的打印需要高精度的控制，以确保构建的结构能够精确匹配软骨组织的复杂解剖特征。在打印过程中，需要保持细胞和生物活性分子的活性，这要求打印环境必须是细胞友好的。打印的水凝胶结构必须具备适当的强度，以支持细胞生长和软骨组织的形成。为了确保打印结构的稳定性和完整性，水凝胶材料需要能够在打印后快速固化。

常见的 3D 打印技术如图 6-11 所示。不同 3D 打印方法的优缺点见表 6-1。

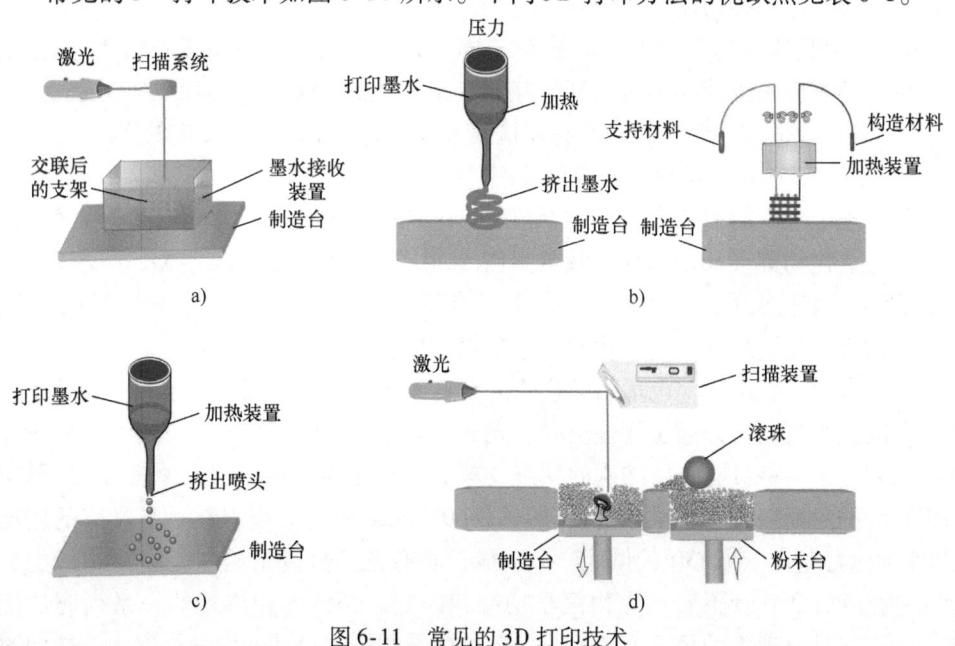

图 6-11 常见的 3D 打印技术

a）光固化成型 b）熔融沉积建模 c）喷墨打印 d）选择性激光烧结

表 6-1 不同 3D 打印方法的优缺点

打印技术	材料	优点	缺点
光固化成型	聚合物、生物陶瓷	可以产生复杂的结构，精度较高	仅可用于光聚合物，打印速度较慢
熔融沉积	聚合物、生物陶瓷、金属	成本低，操作方便，成型速度更快	油墨应处于熔融状态
喷墨打印	聚合物、生物陶瓷	简单，低成本	印刷油墨必须是低黏度液体的形式，打印精度相对较差，力学性能较差
选择性激光烧结	聚合物、生物陶瓷、金属	广泛的材料选择，成型效率高，材料利用率高，强度较高	成本更高

3. 3D 打印墨水

在 3D 打印中，生物墨水的选取是重要的一环，其决定了打印方式和可打印性，因此如何构建一个理想的生物墨水十分重要。理想的软骨组织工程生物墨水应该具有以下特征：

1) 必须对细胞和组织有良好的生物相容性，避免引起免疫反应或炎症。

2) 生物墨水应能保持细胞的高存活率，确保细胞在打印过程中和打印后仍然活跃并有相应功能性。

3) 适当的流变特性以适应 3D 打印过程，包括适宜的黏度和稳定性，以保证实现准确的打印和结构完整性。

4) 确保打印后的生物墨水应能快速固化，以维持所打印结构的形状和稳定性；生物墨水应允许营养物质和氧气有效传递，以支持细胞生长和组织形成。

5) 要有合适的力学性能，能够在植入人体后起到临时力学支撑的作用。

4. 3D 打印在软骨组织工程应用案例

华南理工大学的曹晓东教授团队在 2021 年采用挤出式低温 3D 打印技术，通过辣根过氧化物酶（HRP）介导丝素蛋白（SF）和酪胺改性明胶（GT）交联，制备了 SF-GT 多孔水凝胶支架，并结合干细胞聚集体接种实现促进Ⅱ型胶原高表达，向透明软骨分化，提升了关节软骨再生修复效果。

兰州大学口腔医学院范增杰教授团队联合美国康涅狄格大学化学与生物分子工程系孙陆逸教授团队，通过物理交联、光交联和化学交联三种交联方法，首次设计并成功制备了一种具有三层结构的梯度支架。该支架由软骨层（纯水凝胶）、模拟钙化软骨的界面层（40%纳米羟基磷灰石/60%水凝胶）和模拟软骨下骨层的底层（70%纳米羟基磷灰石/30%水凝胶）组成，具有三层梯度结构，能够精确地与软骨、钙化软骨和软骨下骨的生物医学功能相匹配。经体内和体外的一系列测试证实，该支架具有理想的尺寸稳定性、多孔的内部结构、显著的力学性能、合适的溶胀比和降解性能，以及最佳的体内修复效果，能够精确地模仿软骨、钙化软骨和软骨下骨的结构。该研究为基于高分子聚合物的多孔支架的制备提供了一系列策略，并为骨软骨再生提供了一种新型的天然生物降解支架。

3D打印技术在软骨组织工程中的应用开启了定制化和精准治疗的新纪元。通过高度个性化的设计和生物墨水的创新使用，这项技术能够精确构建与患者特定软骨缺损相匹配的支架，从而大幅提高了软骨修复和再生的有效性。3D打印水凝胶的应用不仅展示了其在形态复制和生物功能模拟方面的独特优势，也为未来的软骨组织工程提供了新的解决方案。然而，尽管3D打印技术在软骨组织工程中的应用前景很好，它仍面临技术复杂性、成本和临床转化等方面的挑战。未来的发展将依赖于技术创新、成本控制、深入的临床研究，以及加强跨学科合作等措施，以实现其在临床应用中的广泛应用。

6.5 自愈合水凝胶

自愈合水凝胶，作为一种具有自我修复能力的先进材料，正逐渐成为软骨组织工程领域的焦点。自愈合水凝胶的关键特性在于其能够在机械损伤后通过分子层面上的相互作用自动修复。这种自愈合能力不仅提高了水凝胶的耐用性，而且对于模拟生物组织，特别是软骨组织的修复和再生过程具有重要意义。

1. 自愈合水凝胶性质

自愈合水凝胶独特的化学组成，使其能够在物理损伤后自动恢复原有结构。这些水凝胶通常由具有可逆反应特性的高分子材料构成，如通过氢键、金属配位或疏水作用连接的聚合物网络。这些动态化学键的断裂和重连是水凝胶自愈合能力的基础。

制备自愈合水凝胶的第一步是选择合适的高分子材料。理想的材料应具备可逆反应能力，能在断裂后自行重连。常用的高分子包括聚乙烯醇、聚丙烯酸和聚乳酸等，它们通过形成氢键、离子交联或疏水作用提供自愈合特性。在制备过程中，必须确保所选择的高分子能够有效地整合所需的自愈合机制。这可能涉及复杂的化学合成过程，以引入特定的可逆键或自组装结构。另外，交联密度直接影响水凝胶的力学性能和自愈合能力。过高的交联密度可能导致刚性过强，影响自愈合效率，而过低则可能导致结构不稳定。因此，需要精确控制交联剂的使用量和交联反应条件。

2. 自愈合水凝胶软骨组织工程应用案例

四川大学的张新星等研究者，受生物软骨的启发，在树枝状单宁酸修饰的二维二硫化钨（WS_2）纳米片和聚氨酯基体之间的界面上结合高密度非共价键，制备了一种超坚固的自愈合材料。该自愈合材料为网状交织形成的纳米复合材料，具有优异的拉伸强度（52.3MPa）、高韧性（断裂韧性为282.7MJ/m^3，是蜘蛛丝的1.6倍，金属铝的 9.4 倍）、高伸长率（1020.8%）和良好的愈合效率（80%～100%）。

采用氢键和 Fe^{3+} 迁移的动态结合，制备了自主自愈合的水凝胶。在聚丙烯酸（PAA）水凝胶中，添加了交联剂 N，N′-亚甲基双丙烯酰胺（MBA），制备了 PAA-MBA 水凝胶。通过将 Fe^{3+} 引入 PAA 水凝胶和 PAA-MBA 水凝胶网络，制备了 PAA/Fe^{3+} 和 PAA-MBA/Fe^{3+} 水凝胶。Fe^{3+} 离子与羧基之间形成了离子键。试验结果表明，PAA/Fe^{3+} 和 PAA-MBA/Fe^{3+} 水凝胶在没有外部刺激的情况下可以自我修复。PAA/Fe^{3+} 水凝胶自修复前后的性能表征如图 6-12 所示。PAA/Fe^{3+} 水凝胶表

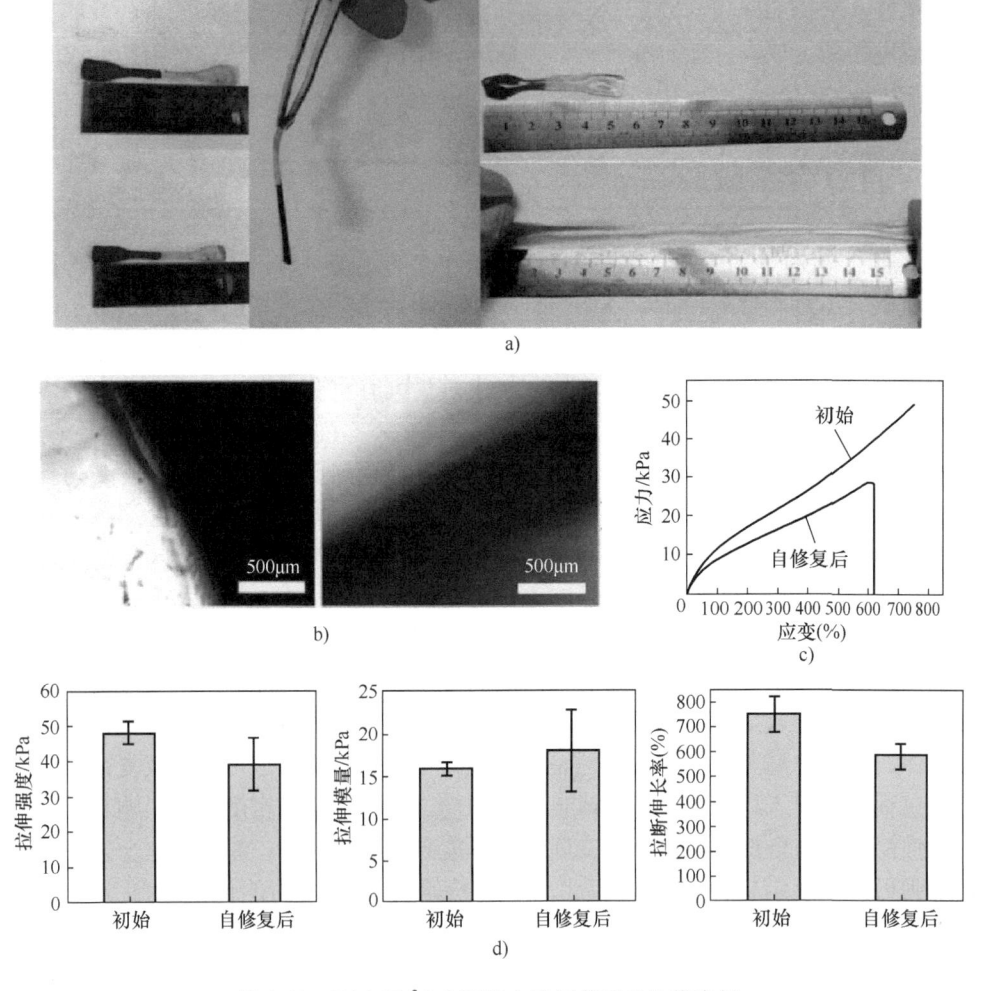

图 6-12 PAA/Fe^{3+} 水凝胶自修复前后的性能表征
a) PAA/Fe^{3+} 水凝胶自修复能力宏观性能 b) 经自修复 5h 后 PAA/Fe^{3+} 水凝胶光学显微镜照片
c) PAA/Fe^{3+} 水凝胶初始和自修复后应力-应变结果
d) PAA/Fe^{3+} 水凝胶初始和自修复后拉伸强度、拉伸模量和拉断伸长率结果

现出良好的力学性能，自愈合效率为82%。PAA-MBA/Fe^{3+}水凝胶的拉伸强度为120kPa。这两种水凝胶具有生物相容性，在软骨组织工程中具有较好的应用前景。

　　自愈合水凝胶在软骨组织工程中展现了其独特的价值，尤其是在模拟自然软骨环境和支持软骨修复方面。这些材料的能力不仅限于提供适宜的细胞生长和分化环境，还包括在受到物理损伤时能够自行恢复其结构和功能。这一特性为软骨的有效修复和长期功能维持提供了强有力的支持。面对自愈合水凝胶在软骨组织工程应用中的技术挑战，不断的材料创新和智能化设计将开辟新的研究和应用前景。未来，随着材料科学的进步和对生物学原理的更深入理解，自愈合水凝胶有望在软骨修复和再生领域扮演更加重要的角色，为治疗提供更加有效和个性化的解决方案。

参 考 文 献

[1] BRAY J C, MERRILL E W. Poly (vinyl alcohol) hydrogels for synthetic articular cartilage material [J]. J Biomed Mater Res, 1973, 7 (5): 431-443.

[2] 宋存先, 王彭延, 孙洪范, 等. 聚己内酯在体内的降解、吸收和排泄 [J]. 生物医学工程学杂志, 2000 (1): 25-28.

[3] CHUNG C, BEECHAM M, MAUCK R L, et al. The influence of degradation characteristics of hyaluronic acid hydrogels on in vitro neocartilage formation by mesenchymal stem cells [J]. Biomaterials, 2009, 30 (26): 4287-4296.

[4] GUVENDIREN M, LU H D, BURDICK J A. Shear-thinning hydrogels for biomedical applications [J]. Soft Matter, 2012, 8 (2): 260-272.

[5] 钱善华, 刘利国, 倪自丰, 等. 加载速率对关节软骨变形特性影响的研究 [J]. 工程力学, 2013, 30 (12): 298-300.

[6] TUAN R S, CHEN A F, KLATT B A. Cartilage regeneration [J]. J Am Acad Orthop Surg, 2013, 21 (5): 303-311.

[7] YU F, CAO X, LI Y, et al. Diels-Alder crosslinked HA/PEG hydrogels with high elasticity and fatigue resistance for cell encapsulation and articular cartilage tissue repair [J]. Polym Chem, 2014, 5 (17): 5116-5123.

[8] DAI X, ZHANG Y, GAO L, et al. A mechanically strong, highly stable, thermoplastic, and self-healable supramolecular polymer hydrogel [J]. Adv Mater, 2015, 27 (23): 3566-3571.

[9] SKAALURE S C, CHU S, BRYANT S J. An enzyme-sensitive PEG hydrogel based on aggrecan catabolism for cartilage tissue engineering [J]. Adv Healthc Mater, 2015, 4 (3): 420-431.

[10] 黄先娥. 基于迈克尔加成反应的水凝胶的制备及其在软骨方面的应用 [D]. 广州: 华南理工大学, 2016.

[11] LI X, DING J, ZHANG Z, et al. Kartogenin-incorporated thermogel supports stem cells for significant cartilage regeneration [J]. ACS Appl Mater Interfaces, 2016, 8 (8): 5148-5159.

[12] YUAN N, XU L, ZHANG L, et al. Superior hybrid hydrogels of polyacrylamide enhanced by bacterial cellulose nanofiber clusters [J]. Mater Sci Eng C-Mater, 2016, 67: 221-230.

[13] CHEN W, LI C, PENG M, et al. Autologous nasal chondrocytes delivered by injectable hydrogel for in vivo articular cartilage regeneration [J]. Cell Tissue Bank, 2018, 19 (1): 35-46.

[14] LI L, YU F, ZHENG L, et al. Natural hydrogels for cartilage regeneration: Modification, preparation and application [J]. J Orthop Transl, 2018, 17: 26-41.

[15] YANG X, LU Z, WU H, et al. Collagen-alginate as bioink for three-dimensional (3D) cell printing based cartilage tissue engineering [J]. Mater Sci Eng C-Mater, 2018, 83: 195-201.

[16] ZHAO T, WANG G, HAO D, et al. Macroscopic layered organogel-hydrogel hybrids with controllable wetting and swelling performance [J]. Adv Funct Mater, 2018, 28 (49): 1800793.

[17] LAN W, CHEN W, HUANG D. Research progress on osteochondral tissue engineering [J]. J of Biomed Eng, 2019, 36 (3): 504-510.

[18] BAHCECIOGLU G, HASIRCI N, BILGEN B, et al. A 3D printed PCL/hydrogel construct with zone-specific biochemical composition mimicking that of the meniscus [J]. Biofabrication, 2019, 11 (2): 025002.

[19] FENG Q, LI Q, WEN H, et al. Injection and self-assembly of bioinspired stem cell-laden gelatin/hyaluronic acid hybrid microgels promote cartilage repair in vivo [J]. Adv Funct Mater, 2019, 29 (50): 1906690.

[20] GAO F, XU Z, LIANG Q, et al. Osteochondral regeneration with 3D-printed biodegradable high-strength supramolecular polymer reinforced-gelatin hydrogel scaffolds [J]. Adv Sci, 2019, 6 (15): 1900867.

[21] LI L, SCHEIGER J M, LEVKIN P A. Design and applications of photoresponsive hydrogels [J]. Adv Mater, 2019, 31 (26): 1807333.

[22] PASSOS M F, CARVALHO N M S, RODRIGUES A A, et al. PHEMA hydrogels obtained by infrared radiation for cartilage tissue engineering [J]. Int J Chem Eng, 2019, 2019: 1-9.

[23] XU R, LIAN X, SHEN Y, et al. Calcium sulfate bone cements with nanoscaled silk fibroin as inducer [J]. J Biomed Mater Res B, 2019, 107 (8): 2611-2619.

[24] 徐梦洁, 张秀梅, 胡银春, 等. 双交联聚乙烯醇/海藻酸钠水凝胶的制备与表征 [J]. 高分子材料科学与工程, 2020, 36 (4): 55-60.

[25] BAO W, LI M, YANG Y, et al. Advancements and frontiers in the high performance of natural hydrogels for cartilage tissue engineering [J]. Front Chem, 2020, 8: 53.

[26] BOYER C, RÉTHORÉ G, WEISS P, et al. A self-setting hydrogel of silylated chitosan and cellulose for the repair of osteochondral defects: from in vitro characterization to preclinical evaluation in dogs [J]. Front Bioeng Biotechnol, 2020, 8: 23.

[27] CHENG Y, HU Y, XU M, et al. High strength polyvinyl alcohol/polyacrylic acid (PVA/PAA) hydrogel fabricated by Cold-Drawn method for cartilage tissue substitutes [J]. J Biomat Sci-Polym E, 2020, 31 (14): 1836-1851.

[28] DEHGHAN-BANIANI D, CHEN Y, WANG D, et al. Injectable in situ forming kartogenin-loaded chitosan hydrogel with tunable rheological properties for cartilage tissue engineering [J]. Colloids Surf B, 2020, 192: 111059.

[29] DELLAQUILA A, CAMPODONI E, TAMPIERI A, et al. Overcoming the design challenge in 3D biomimetic hybrid scaffolds for bone and osteochondral regeneration by factorial design [J]. Front Bioeng Biotech, 2020, 8: 743.

[30] GAO Y, LI K, GUO L, et al. Fabrication of biomimetic hydrogel for chondrocyte delivery [J]. Mater Lett, 2020, 258: 126660.

[31] HONG H, SEO Y B, KIM D Y, et al. Digital light processing 3D printed silk fibroin hydrogel for cartilage tissue engineering [J]. Biomaterials, 2020, 232: 119679.

[32] LAN W, XU M, ZHANG X, et al. Biomimetic polyvinyl alcohol/type Ⅱ collagen hydrogels for cartilage tissue engineering [J]. J Biomat Sci-Polym E, 2020, 31 (9): 1179-1198.

[33] LI P, ZHONG Y, WANG X, et al. Enzyme-regulated healable polymeric hydrogels [J]. ACS Cent Sci, 2020, 6 (9): 1507-1522.

[34] LI S, PEI M, WAN T, et al. Self-healing hyaluronic acid hydrogels based on dynamic schiff base linkages as biomaterials [J]. Carbohyd Polym, 2020, 250: 116922.

[35] LONG H, ZENG X, LIU Q, et al. Burden of osteoarthritis in China, 1990-2017: findings from the Global Burden of Disease Study 2017 [J]. Lancet Rheumatol, 2020, 2 (3): e164-e172.

[36] WU M, CHEN J, HUANG W, et al. Injectable and self-healing nanocomposite hydrogels with ultrasensitive pH-responsiveness and tunable mechanical properties: implications for controlled drug delivery [J]. Biomacromolecules, 2020, 21 (6): 2409-2420.

[37] XU L, GAO S, GUO Q, et al. A solvent-exchange strategy to regulate noncovalent interactions for strong and antiswelling hydrogels [J]. Adv Mater, 2020, 32 (52): 2004579.

[38] XU M, QIN M, ZHANG X, et al. Porous PVA/SA/HA hydrogels fabricated by dual-crosslinking method for bone tissue engineering [J]. J Biomat Sci-Polym E, 2020, 31 (6): 816-831.

[39] XU R, LIAN X, ZHAO L, et al. The effect of calcium phosphate and silk fibroin nanofiber tuning on properties of calcium sulfate bone cements [J]. Biomed Mater, 2020, 16 (1): 015009.

[40] YAN X, CHEN Y-R, SONG Y-F, et al. Advances in the application of supramolecular hydrogels for stem cell delivery and cartilage tissue engineering [J]. Front Bioeng Biotech, 2020, 8: 847.

[41] YANG F, ZHAO J, KOSHUT W J, et al. A synthetic hydrogel composite with the mechanical behavior and durability of cartilage [J]. Adv Funct Mater, 2020, 30 (36): 2003451.

[42] ZHANG H, HUANG H, HAO G, et al. 3D printing hydrogel scaffolds with nanohydroxyapatite gradient to effectively repair osteochondral defects in rats [J]. Adv Funct Mater, 2020, 31 (1): 2006697.

[43] ZHANG S, HUANG D, LIN H, et al. Cellulose nanocrystal reinforced collagen-based nanocomposite hydrogel with self-healing and stress-relaxation properties for cell delivery [J]. Biomacromolecules, 2020, 21 (6): 2400-2408.

[44] 许浩, 魏延, 徐双梦, 等. 基于壳聚糖/β-甘油磷酸钠（CS/β-GP）温敏型水凝胶的细胞表面壳化及对癌细胞行为的影响研究 [J]. 功能材料, 2021, 52 (5): 5121-5126.

[45] AWASTHI S, GAUR J K, PANDEY S K, et al. High-strength, strongly bonded nanocomposite hydrogels for cartilage repair [J]. ACS Appl Mater Interfaces, 2021, 13 (21): 24505-24523.

[46] CHEN Y, SONG J, WANG S, et al. PVA-based hydrogels: promising candidates for articular cartilage repair [J]. Macromol Biosci, 2021, 21 (10): 2100147.

[47] DING N, CAI X, ZHANG P, et al. mimicking the mechanical properties of cartilage using ionic- and hydrogen-bond cross-linked hydrogels with a high equilibrium water content above 70% [J]. ACS Appl Polym Mater, 2021, 3 (5): 2709-2721.

[48] DUAN R, WANG Y, ZHANG Y, et al. Blending with poly (l-lactic acid) improves the printability of poly (l-lactide-co-caprolactone) and enhances the potential application in cartilage tissue engineering [J]. ACS Omega, 2021, 6 (28): 18300-18313.

[49] ESCHWEILER J, HORN N, RATH B, et al. The biomechanics of cartilage-an overview [J]. Life (Basel), 2021, 11 (4): 302.

[50] FAZELI N, AREFIAN E, IRANI S, et al. 3D-printed PCL scaffolds Coated with nanobioceramics enhance osteogenic differentiation of stem cells [J]. ACS Omega, 2021, 6 (51):

35284-35296.

[51] HAFEZI M, NOURI KHORASANI S, ZARE M, et al. Advanced hydrogels for cartilage tissue engineering: recent progress and future directions [J]. Polymers (Basel), 2021, 13 (23): 4199.

[52] HAN Y, YANG J, ZHAO W, et al. Biomimetic injectable hydrogel microspheres with enhanced lubrication and controllable drug release for the treatment of osteoarthritis [J]. Bioact Mater, 2021, 6 (10): 3596-3607.

[53] HUA M, WU S, MA Y, et al. Strong tough hydrogels via the synergy of freeze-casting and salting out [J]. Nature, 2021, 590 (7847): 594-599.

[54] HUA Y, SU Y, ZHANG H, et al. Poly (lactic-co-glycolic acid) microsphere production based on quality by design: a review [J]. Drug Deliv, 2021, 28 (1): 1342-1355.

[55] HUA Y, XIA H, JIA L, et al. Ultrafast, tough, and adhesive hydrogel based on hybrid photocrosslinking for articular cartilage repair in water-filled arthroscopy [J]. Sci Adv, 2021, 7 (35): eabg0628.

[56] LAN W, XU M, QIN M, et al. Physicochemical properties and biocompatibility of the bi-layer polyvinyl alcohol-based hydrogel for osteochondral tissue engineering [J]. Mater Design, 2021, 204: 109652.

[57] LI P, FU L, LIAO Z, et al. Chitosan hydrogel/3D-printed poly (ε-caprolactone) hybrid scaffold containing synovial mesenchymal stem cells for cartilage regeneration based on tetrahedral framework nucleic acid recruitment [J]. Biomaterials, 2021, 278: 121131.

[58] LI Q, XU S, FENG Q, et al. 3D printed silk-gelatin hydrogel scaffold with different porous structure and cell seeding strategy for cartilage regeneration [J]. Bioact Mater, 2021, 6 (10): 3396-3410.

[59] LI X, XU Q, JOHNSON M, et al. A chondroitin sulfate based injectable hydrogel for delivery of stem cells in cartilage regeneration [J]. Biomater Sci, 2021, 9 (11): 4139-4148.

[60] NGADIMIN K D, STOKES A, GENTILE P, et al. Biomimetic hydrogels designed for cartilage tissue engineering [J]. Biomater Sci, 2021, 9 (12): 4246-4259.

[61] NIU X, QIN M, XU M, et al. Coated electrospun polyamide-6/chitosan scaffold with hydroxyapatite for bone tissue engineering [J]. Biomed Mater, 2021, 16 (2): 025014.

[62] NIU X, WANG L, XU M, et al. Electrospun polyamide-6/chitosan nanofibers reinforced nano-hydroxyapatite/polyamide-6 composite bilayered membranes for guided bone regeneration [J]. Carbohyd Polym, 2021, 260: 117769.

[63] SHI J, YU L, DING J. PEG-based thermosensitive and biodegradable hydrogels [J]. Acta Biomater, 2021, 128: 42-59.

[64] WANG Y, HUANG X, ZHANG X. Ultrarobust, tough and highly stretchable self-healing materials based on cartilage-inspired noncovalent assembly nanostructure [J]. Nat Commun, 2021, 12 (1): 1291.

[65] WEI W, DAI H. Articular cartilage and osteochondral tissue engineering techniques: Recent advances and challenges [J]. Bioact Mater, 2021, 6 (12): 4830-4855.

［66］WU S, HUA M, ALSAID Y, et al. Poly (vinyl alcohol) hydrogels with broad-range tunable mechanical properties via the hofmeister effect［J］. Adv Mater, 2021, 33 (11)：2107829.

［67］XU M, QIN M, CHENG Y, et al. Alginate microgels as delivery vehicles for cell-based therapies in tissue engineering and regenerative medicine［J］. Carbohyd Polym, 2021, 266：118128.

［68］XU Q, TORRES J E, HAKIM M, et al. Collagen- and hyaluronic acid-based hydrogels and their biomedical applications［J］. Mater Sci Eng R, 2021, 146：100641.

［69］ZHANG F-X, LIU P, DING W, et al. Injectable Mussel-Inspired highly adhesive hydrogel with exosomes for endogenous cell recruitment and cartilage defect regeneration［J］. Biomaterials, 2021, 278：121169.

［70］ZHANG S, LI Y, ZHANG H, et al. Bioinspired conductive hydrogel with ultrahigh toughness and stable antiswelling properties for articular cartilage replacement［J］. ACS Mater Lett, 2021, 3 (6)：807-814.

［71］ZHANG X, MIAO F, NIU L, et al. Berberine carried gelatin/sodium alginate hydrogels with antibacterial and EDTA-induced detachment performances［J］. Int J Biol Macromol, 2021, 181：1039-1046.

［72］张瑜，张泗达，丁秀仿，等. pH 敏感型水凝胶在药物递送中的研究进展［J］. 材料导报, 2022, 36 (S1)：518-522.

［73］ESCALANTE S, RICO G, BECERRA J, et al. Chemically crosslinked hyaluronic acid-chitosan hydrogel for application on cartilage regeneration［J］. Front Bioeng Biotech, 2022, 10：1058355.

［74］LAN W, HUANG X, HUANG D, et al. Progress in 3D printing for bone tissue engineering：a review［J］. J Mater Sci, 2022, 57 (27)：12685-12709.

［75］LIANG R, YANG X, YEW P Y M, et al. PLA-lignin nanofibers as antioxidant biomaterials for cartilage regeneration and osteoarthritis treatment［J］. J Nanobiotechnol, 2022, 20 (1)：327.

［76］LIU Z, HU Y, GONG Y, et al. A facile method to fabricate high performance PVA/PAA-AS hydrogel via the synergy of multiple hydrogen bonding and Hofmeister effect［J］. J Biomat Sci-Polym E, 2022, 34 (2)：243-257.

［77］WANG M, DENG Z, GUO Y, et al. Designing functional hyaluronic acid-based hydrogels for cartilage tissue engineering［J］. Mater Today Bio, 2022, 17：100495.

［78］WANG X, LIN J, LI Z, et al. Identification of an ultrathin osteochondral interface tissue with specific nanostructure at the human knee joint［J］. Nano Lett, 2022, 22 (6)：2309-2319.

［79］WU Y, LI X, WANG Y, et al. Research progress on mechanical properties and wear resistance of cartilage repair hydrogel［J］. Mater Design, 2022, 216：110575.

［80］YANG H, HU Y, KANG M, et al. Gelatin-glucosamine hydrochloride/crosslinked-cyclodextrin metal-organic frameworks@IBU composite hydrogel long-term sustained drug delivery system for osteoarthritis treatment［J］. Biomed Mater, 2022, 17 (3)：035003.

［81］YANG X, LI S, REN Y, et al. 3D printed hydrogel for articular cartilage regeneration［J］. Compos Part B-Eng, 2022, 237：109863.

［82］YE W, YANG Z, CAO F, et al. Articular cartilage reconstruction with TGF-β1-simulating self-assembling peptide hydrogel-based composite scaffold [J]. Acta Biomater, 2022, 146: 94-106.

[83] ZHANG T, XU H, ZHANG Y, et al. Fabrication and characterization of double-layer asymmetric dressing through electrostatic spinning and 3D printing for skin wound repair [J]. Mater Design, 2022, 218: 110711.

[84] ZHANG X, WAN H, LAN W, et al. Fabrication of adhesive hydrogels based on poly (acrylic acid) and modified hyaluronic acid [J]. J Mech Behav Biomed Mater, 2022, 126: 105044.

[85] ZHAO J, TONG H, KIRILLOVA A, et al. A synthetic hydrogel composite with a strength and wear resistance greater than cartilage [J]. Adv Funct Mater, 2022, 32 (41): 2205662.

[86] BAI L, HAN Q, HAN Z, et al. Stem cells expansion vector via bioadhesive porous microspheres for accelerating articular cartilage regeneration [J]. Adv Healthc Mater, 2023, 13 (3): 2370021.

[87] BAO B, ZENG Q, LI K, et al. Rapid fabrication of physically robust hydrogels [J]. Nat Mater, 2023, 22 (10): 1253-1260.

[88] BERTSCH P, DIBA M, MOONEY D J, et al. Self-healing injectable hydrogels for tissue regeneration [J]. Chem Rev, 2023, 123 (2): 834-873.

[89] CAO Y, WANG L, ZHANG X, et al. Double-crosslinked PNIPAM-based hydrogel dressings with adjustable adhesion and contractility [J]. Regen Biomater, 2023, 10: rbad081.

[90] CHEN R, PYE J S, LI J, et al. Multiphasic scaffolds for the repair of osteochondral defects: Outcomes of preclinical studies [J]. Bioact Mater, 2023, 27: 505-545.

[91] DING H, KANG M, LIANG S, et al. Shish-kebab structured poly (ε-caprolactone) nanofibers induce bionic mineralized calcium phosphate coating for bone tissue engineering [J]. J Mater Sci, 2023, 58 (19): 8092-8102.

[92] FU L, LI L, BIAN Q, et al. Cartilage-like protein hydrogels engineered via entanglement [J]. Nature, 2023, 618 (7966): 740-747.

[93] GHORBANI M, VASHEGHANI-FARAHANI E, AZARPIRA N, et al. Dual-crosslinked in-situ forming alginate/silk fibroin hydrogel with potential for bone tissue engineering [J]. Biomaterials Advances, 2023, 153: 213565.

[94] HU Y, KANG M, YIN X, et al. High biocompatible polyacrylamide hydrogels fabricated by surface mineralization for subchondral bone tissue engineering [J]. J Biomat Sci-Polym E, 2023, 34 (16): 2217-2231.

[95] HU Y, YIN X, DING H, et al. Multilayer functional bionic fabricated polycaprolactone based fibrous membranes for osteochondral integrated repair [J]. Colloid Surface B, 2023, 225: 113279.

[96] KANG J, LI Y, QIN Y, et al. In situ deposition of drug and gene nanoparticles on a patterned supramolecular hydrogel to construct a directionally osteochondral plug [J]. Nanomicro Lett, 2023, 16 (1): 18.

[97] KANG M, CHENG Y, HU Y, et al. Self-healing poly (acrylic acid) hydrogels fabricated by hydrogen bonding and Fe^{3+} ion cross-linking for cartilage tissue engineering [J]. Front Mater Sci, 2023, 17 (3): 230655.

[98] LI H, WU C, YU X, et al. Recent advances of PVA-based hydrogels in cartilage repair application [J]. J Mater Res, 2023, 24: 2279-2298.

[99] LIU J, TANG C, HUANG J, et al. Nanofiber composite microchannel-containing injectable hydrogels for cartilage tissue regeneration [J]. Adv Healthc Mater, 2023, 12 (31): 2302293.

[100] LYU Y, LIU Y, HE H, et al. Application of silk-fibroin-based hydrogels in tissue engineering [J]. Gels, 2023, 9 (5): 431.

[101] SHI J, AN Q, LI G. PVA-based hydrogels and their biomedical applications [J]. Scientia Sinica Chimica, 2023, 53 (7): 1134-1146.

[102] SONG Y, ZHAO L, NIU B, et al. The study of self-regulating α-TCP based composite by micro/nano scaled silk fibroin and α-CSH on physicochemical and biological properties of bone cement [J]. J Biomater Appl, 2023, 37 (10): 1801-1812.

[103] SUN L, XU Y, HAN Y, et al. Collagen-based hydrogels for cartilage regeneration [J]. Orthop Surg, 2023, 15 (12): 3026-3045.

[104] TAGHIZADEH S, TAYEBI L, AKBARZADEH M, et al. Magnetic hydrogel applications in articular cartilage tissue engineering [J]. J Biomed Mater Res, 2023, 112 (2): 260-275.

[105] VINIKOOR T, DZIDOTOR G K, LE T T, et al. Injectable and biodegradable piezoelectric hydrogel for osteoarthritis treatment [J]. Nat Commun, 2023, 14 (1): 6257.

[106] WANG J, WANG X, LIANG Z, et al. Injectable antibacterial Ag-HA/GelMA hydrogel for bone tissue engineering [J]. Front Bioeng Biotechnol, 2023, 11: 1219460.

[107] XIAO F, ZHENG P, TANG J, et al. Cartilage-bioinspired, tough and lubricated hydrogel based on nanocomposite enhancement effect [J]. J Mater Chem B, 2023, 11 (21): 4763-4775.

[108] XU H, LIU Z, WEI Y, et al. Complexation-induced resolution enhancement pleiotropic small diameter vascular constructs with superior antibacterial and angiogenesis properties [J]. Adv Healthc Mater, 2023, 12 (29): 2301809.

[109] YANG J, WANG H, HUANG W, et al. A natural polymer-based hydrogel with shape controllability and high toughness and its application to efficient osteochondral regeneration [J]. Mater Horiz, 2023, 10 (9): 3797-3806.

[110] YANG Y, ZHAO X, WANG S, et al. Ultra-durable cell-free bioactive hydrogel with fast shape memory and on-demand drug release for cartilage regeneration [J]. Nat Commun, 2023, 14 (1): 7771.

[111] ZHANG X, LIU K, QIN M, et al. Abundant tannic acid modified gelatin/sodium alginate biocomposite hydrogels with high toughness, antifreezing, antioxidant and antibacterial properties [J]. Carbohyd Polym, 2023, 309: 120702.

[112] ZHANG Y, LI G, WANG J, et al. Small joint organoids 3D bioprinting: construction strategy and application [J]. Small, 2023, 20 (8): 02506.

[113] ZHAO Z, XIA X, LIU J, et al. Cartilage-inspired self-assembly glycopeptide hydrogels for cartilage regeneration via ROS scavenging [J]. Bioact Mater, 2023, 32: 319-332.

[114] ZHU Y, CHEN J, LIU H, et al. Photo-cross-linked hydrogels for cartilage and osteochondral repair [J]. ACS Biomate Sci Eng, 2023, 9 (12): 6567-6585.

[115] FENG H, SONG Y, LIAN X, et al. Study on printability evaluation of alginate/silk fibroin/collagen double-cross-linked inks and the properties of 3D printed constructs [J]. ACS Biomater Sci Eng, 2024, 10 (10): 6581-6593.

[116] KANG M, LIANG H, HU Y, et al. Gelatin-based hydrogels with tunable network structure and mechanical property for promoting osteogenic differentiation [J]. Int J Biol Macromol, 2024, 281: 136312.

[117] LAN W, WANG M, LV Z, et al. Carbon nanotubes-reinforced polylactic acid/hydroxyapatite porous scaffolds for bone tissue engineering [J]. Front Mater Sci, 2024, 18 (1): 240675.

[118] LI H, KONG W, LIANG Y, et al. Burden of osteoarthritis in China, 1990-2019: findings from the Global Burden of Disease Study 2019 [J]. Clin Rheumatol, 2024, 43 (3): 1189-1197.

[119] LIANG J, LIAN X, LU Y, et al. Study on the fabrication and performance of hierarchical porous 3D printed PCL-based artificial bone scaffold with anti-bacterial effect [J]. Mater Today Commun, 2024, 39: 108637.

[120] LIU X, HE X, CHEN M, et al. Preparation of black phosphorus@sodium alginate microspheres with bone matrix vesicle structure via electrospraying for bone regeneration [J]. Int J Biol Macromol, 2024, 265: 131059.

[121] LU Y, LIAN X, CAO Y, et al. An enhanced tri-layer bionic periosteum with gradient structure loaded by mineralized collagen for guided bone regeneration and in-situ repair [J]. Int J Biol Macromol, 2024, 277: 134148.

[122] MA S, CHEN M, WANG Y, et al. Gelatin-sodium alginate composite hydrogel doped with black phosphorus@ZnO heterojunction for cutaneous wound healing with antibacterial, immunomodulatory, and angiogenic properties [J]. Int J Biol Macromol, 2024, 274: 133456.

[123] NIU X, XIAO S, HUANG R, et al. ZIF-8-modified hydrogel sequentially delivers angiogenic and osteogenic growth factors to accelerate vascularized bone regeneration [J]. J Control Release, 2024, 374: 154-170.

[124] QIN M, ZHANG X, DING H, et al. Engineered probiotic bio-heterojunction with robust antibiofilm modality via "eating" extracellular polymeric substances for wound regeneration [J]. Adv Mater, 2024, 36 (35): 02530.

[125] ZHANG T, LI J, WANG Y, et al. Hydroxyapatite/polyurethane scaffolds for bone tissue engineering [J]. Tissue Eng Part B Rev, 2024, 30 (1): 60-73.

[126] LIU X, HU J, HU Y, et al. Multifunctional injectable oxidized sodium alginate/carboxymethyl chitosan hydrogel for rapid hemostasis [J]. Colloid Surface B, 2025, 245: 114346.

[127] RONG M M, LIU H, SCARAGGI M, et al. High lubricity meets load capacity: cartilage mimicking bilayer structure by brushing up stiff hydrogels from subsurface [J]. Adv Funct Mater, 2020, 30: 2004062.